TRIGGERPUNKTE, FASZIEN & VAGUSNERV

10-IN-1 FÜR SOMATISCHE SELBSTTHERAPIE

Über 200 Punkte– Mit EMDR, MBSR, Akupressur, Reflexzonenmassage und mehr

Izumi Sato

Dein kostenloses Healing-Toolkit
– Jetzt Scannen & Herunterladen

Suchst du nach zusätzlicher Unterstützung auf deinem Weg zu mehr Wohlbefinden?

Dieses Buch ist nur der Anfang.

Scanne den QR-Code unten und sichere dir dein kostenloses Bonuspaket: 8 exklusive, druckbare Mini-Guides zur ganzheitlichen Unterstützung von Körper, Geist und Nervensystem.

Was dich erwartet:

1. EMDR & Somatischer Reset – Ein traumainformierter Ansatz für emotionale Heilung
2. Essentielle Craniosacral-Therapie – Sanfte und wirkungsvolle Techniken zur Lösung tiefer Spannungen
3. Lymphdrainage für zu Hause – Selbstmassage zur Entgiftung und Förderung des Flusses
4. MBSR – Achtsamkeitsbasierte Übungen für innere Ruhe und Klarheit
5. Hilfe bei peripherer Neuropathie – Natürliche Strategien gegen Nervenschmerzen
6. Vagusnerv Kompakt – Aktiviere deinen inneren Heilungsschalter
7. Werkzeuge bei emotionalem Schmerz & Depression – Somatische Unterstützung, wenn Gefühle schwer wiegen
8. Heilung zum Anfassen – Akupressur- und Reflexzonen-Routinen für den Alltag

Herunterladen. Ausdrucken. Anwenden. Heilen.

Deine persönliche Bibliothek voller praktischer Impulse – immer zur Hand.

Denn Heilung bedeutet nicht nur Wissen, sondern tägliches, sanftes Tun.

Inhaltsverzeichnis

EINFÜHRUNG – WARUM DU HIER BIST (UND WARUM DIESES BUCH ANDERS IST)

Lass uns ehrlich sein: Wenn du dieses Buch in der Hand hältst, hast du wahrscheinlich genug vom ständigen Schmerz.

Vielleicht sitzt der Schmerz im Nacken, in den Schultern, im unteren Rücken – oder überall gleichzeitig.

Vielleicht hast du schon gedehnt, Schmerzmittel genommen, Chiropraktik ausprobiert, Massagen gebucht, mit Faszienrollen gearbeitet, Haltungskorrektoren getragen… und es tut immer noch weh. Oder du fühlst dich steif. Oder einfach erschöpft.

Kommt dir das bekannt vor?

Du bist nicht allein. Und du bist **nicht kaputt.**

Was viele nicht wissen: Ein großer Teil chronischer Schmerzen hat **nichts** mit Verletzungen, Arthrose oder Alter zu tun.

Oft sind **Triggerpunkte und Faszienspannungen** die eigentliche Ursache.

Und genau darum geht es in diesem Buch: **Es gezielt an der Wurzel zu packen.**

Was du mit diesem Buch wirklich machst

Das hier ist kein schwer verständliches Anatomie-Lehrbuch.

Es ist ein praktisches Handbuch. Ein Leitfaden für den Alltag. Ein unkompliziertes System, das dir hilft:

- Herauszufinden, **wo dein Schmerz wirklich herkommt**
- Triggerpunkte zu erkennen und zu lösen (mit Händen, Bällen oder einfachen Tools)
- Verklebte Faszien zu lösen, die deine Bewegung blockieren
- Dein Nervensystem zu regulieren, damit dein Körper heilen kann

- Eine eigene Routine aufzubauen, um dauerhaft schmerzfrei zu bleiben

Wir gehen Zone für Zone durch – Nacken, Rücken, Hüften, Beine – und zeigen dir genau: **wo du drücken sollst, wie du dehnst und was du wiederholst.**

Du lernst einfache tägliche Übungen, schnelle Resets und kraftvolle Techniken zur Aktivierung deines **Vagusnervs** – deinem eingebauten Schalter für Heilung.

Bonusmaterial inklusive

Im Buch findest du außerdem einen QR-Code, der dir Zugang zu einer umfangreichen Online-Bibliothek mit Zusatzmaterial gibt:

1. EMDR & Somatisches Reset
2. CranioSacral Therapy Essentials
3. Lymphdrainage-Techniken
4. Achtsamkeitsbasierte Stressreduktion (MBSR)
5. Hilfe bei peripherer Neuropathie
6. Vagusnerv-Schnellstart-Guide
7. Tools für emotionalen Schmerz & Depression
8. Heilen mit den Fingerspitzen – Akupressur- & Reflexzonen-Routinen

Du musst nicht alles verwenden – nimm nur, was dir guttut.

Das hier ist ein **modularer Werkzeugkasten**, kein Schema F.

Bereit?

Dein Körper ist intelligent. Er speichert Schmerz – aber er kann auch lernen, **ihn loszulassen.**

Schnapp dir einen Ball, schlag Seite 1 auf, und los geht's.

SO NUTZT DU DIESES BUCH

Dieses Buch ist dafür gedacht, **angewendet zu werden – nicht nur gelesen.**

Es ist dein persönliches Arbeitsbuch, um Schmerzen aufzuspüren, Spannungen zu lösen und deinen Körper Schritt für Schritt zurück ins Gleichgewicht zu bringen.

So holst du das Beste heraus:

1. **Starte mit Schritt 1 – Überspringe nichts -** Jedes Kapitel baut auf dem vorherigen auf. Selbst wenn du schon Erfahrung mit Therapie oder Massage hast, zeigt dir dieses System einen klaren Weg zu nachhaltiger Linderung.
2. **Verwende deine Hände (und ein paar einfache Tools) -** Du brauchst kein teures Equipment. Ein Tennisball, eine Faszienrolle und deine Finger reichen aus. Alle Techniken werden klar erklärt – und wenn nötig auch bebildert.
3. **Folge den Routinen -** Du findest kurze Tagesroutinen, gezielte Abläufe je nach Schmerzbereich und Protokolle für einzelne Körperzonen. Wähle, was deinem Körper guttut. **Regelmäßigkeit ist wichtiger als Intensität.**
4. **Verfolge deinen Fortschritt -** Nutze die im Buch integrierten Tracker oder lade dir die druckbaren Versionen über den QR-Code herunter. Kleine Fortschritte zu bemerken, hilft dir, motiviert zu bleiben und deinen Plan anzupassen.
5. **Nutze die QR-Code-Bibliothek (optional, aber wertvoll) -** Du willst tiefer einsteigen in EMDR, CranioSacral, Lymphdrainage oder Vagusnerv-Stimulation? Scanne den QR-Code und entdecke deine Bonus-Guides – sie begleiten dich auf deinem Heilungsweg.
6. **Übertreib es nicht -** Das ist kein "No Pain, No Gain"-Ansatz. Sondern ein smarter Weg zur Schmerzlinderung. Gehe langsam vor. Atme. Höre auf deinen Körper. Ziel ist **Entlastung**, nicht neue Verspannung.
7. **Erstelle deinen eigenen Körper-Reset-Plan -** Sobald du die Werkzeuge kennst, helfen wir dir, einen persönlichen Wochenplan zu entwickeln – angepasst an dein Leben, deine Schmerzbereiche und deine Ziele.

Du lernst hier nicht nur Techniken.

Du baust dir eine **neue Beziehung zu deinem Körper auf** – eine, die dich zur Freiheit führt, nicht zur Frustration.

SCHRITT 1 – BODY SCAN: MACHE EINE SCHMERZKARTE DEINES KÖRPERS

Wo du den Schmerz spürst vs. wo er wirklich beginnt

Einer der Hauptgründe, warum viele Menschen im Schmerz feststecken:

Sie behandeln **die falsche Stelle.**

Dieser wunde Punkt in deiner Schulter?

Dieses unangenehme Ziehen im unteren Rücken?

Dieses dumpfe, nervige Pochen im Kiefer?

Das sind vielleicht **nicht die Ursachen**. Das sind Symptome – nicht die Wurzel des Problems.

DIE WAHRHEIT:

Schmerz strahlt oft von einer ganz anderen Stelle aus.

Dein Körper ist ein komplexes, verbundenes Netzwerk, und Triggerpunkte in einem Bereich können Schmerzen ganz woanders auslösen.

Deshalb hilft es selten, nur die schmerzende Stelle zu massieren.

Du musst den **Ursprung finden**, nicht nur das Signal verfolgen.

BEISPIELE:

- Du spürst Schmerz im Unterarm, aber die eigentliche Ursache ist ein Triggerpunkt im Nacken.
- Du hast Spannungskopfschmerzen, aber die Quelle liegt in deinen Trapezmuskeln oder im Kiefer.
- Du hast Hüftschmerzen, aber der Auslöser ist ein tiefer Knoten im Gesäßmuskel oder Psoas.

SCHRITT FÜR SCHRITT: SO FINDEST DU DIE WAHRE QUELLE

1. Starte mit einem Body Scan

Setze oder stelle dich ruhig hin. Schließe die Augen für 1–2 Minuten.

Wo spürst du Schmerzen, Druck oder diese "alltägliche" Verspannung, die du längst ignorierst?

Schreib alles auf – auch Kleinigkeiten. "Steifer Nacken", "komisches Ziehen in der Schulter", "Zwicken im unteren Rücken beim Bücken". Keine Filter.

2. Drücke rund um die Stelle – Vertraue nicht nur dem Schmerzort

Nimm deine Finger und drücke sanft nicht nur **auf** die schmerzende Stelle, sondern auch **darum herum** – oberhalb und unterhalb.

Wenn das Drücken einer anderen Stelle den Schmerz auslöst oder verstärkt, hast du wahrscheinlich einen Triggerpunkt gefunden.

Denk daran: Der Punkt, der beim Bewegen schmerzt, ist **nicht immer der Auslöser**.

3. Der "Jump-Test"

Finde eine Stelle, bei der du zusammenzuckst oder ein scharfes, stechendes Gefühl bekommst – oder wo der Schmerz ausstrahlt.

Das ist eine klassische **Triggerpunkt-Reaktion**. Markiere diesen Punkt – **das ist dein Ziel**, nicht nur der Schmerzpunkt.

4. Verfolge das Ausstrahlungsmuster

Wenn du auf den Punkt drückst, frage dich:

- Spüre ich, wie der Schmerz sich ausbreitet?
- Spiegelt das meine typischen Beschwerden wider?
- Kommt mir das bekannt vor?

Wenn ja, **Glückwunsch**: Du hast eine versteckte Schmerzquelle gefunden.

SCHNELLTIPP: Denke wie ein Detektiv, nicht wie ein Feuerwehrmann.

Nicht nur den Schmerz "löschen" – sondern **den Ursprung aufdecken**.

SCHREIBE ES AUF – DEIN SCHMERZ-MAPPING

Erstelle in deinem Notizbuch eine einfache Tabelle mit zwei Spalten:

Wo ich den Schmerz spüre	Wo er wahrscheinlich herkommt (vermuteter Triggerpunkt)
Linke Schulter	Nackenbasis oder oberer Trapezmuskel
Unterer Rücken	Gesäßmuskulatur oder Hüftbeuger
Kopfschmerz (rechte Schläfe)	Kiefer oder Trapezmuskeln

Mach das regelmäßig – es fördert dein Körperbewusstsein und hilft dir, **nicht an der falschen Stelle zu arbeiten**.

So liest du deinen Körper intelligent

„Schmerz ist die Art deines Körpers, dir etwas mitzuteilen – aber du musst lernen, zuzuhören."

Wenn dein Körper sprechen könnte, würde er sagen:

„Hey! Dieser Schmerz ist kein Zufall. Da steckt ein Muster dahinter. Schau genauer hin!"

Die meisten Menschen bleiben an der Oberfläche.

Sie drücken, wo es wehtut – und hoffen auf das Beste. Aber du machst es anders.

Dieser Abschnitt zeigt dir, **wie du die Signale deines Körpers wie ein Profi entschlüsselst** – damit du aufhörst zu raten und anfängst, gezielt zu handeln.

WARUM "KÖRPER INTELLIGENT LESEN" SO WICHTIG IST

Dein Körper speichert Muster: Spannungsmuster, Bewegungsmuster, Kompensationsmuster.

Diese können:

- Die wahre Ursache deines Schmerzes verstecken
- Dich dazu bringen, **die falsche Stelle zu behandeln**
- Neue Beschwerden auslösen, wo vorher keine waren

Zu lernen, deinen Körper zu "lesen", heißt, diese Muster zu erkennen und zu verstehen, wie **ein Ungleichgewicht eine Kettenreaktion auslöst**.

SCHRITT FÜR SCHRITT: KÖRPERBEWUSSTSEIN ENTWICKELN

1. Achte auf Asymmetrien

Stelle dich vor einen Spiegel. Entspanne dich.

Frage dich:

- Ist eine Schulter höher als die andere?
- Hängen deine Arme unterschiedlich?
- Neigt sich dein Kopf zur Seite?
- Dreht sich ein Fuß mehr nach außen?

Diese visuellen Hinweise zeigen Haltungsungleichgewichte – oft verursacht durch Faszienverklebungen oder aktive Triggerpunkte.

Notiere deine Beobachtungen. Sie helfen dir bei der gezielten Suche.

2. Beobachte deine Bewegungsgewohnheiten

Denk darüber nach, wie du dich im Alltag bewegst:

- Kreuzt du immer dasselbe Bein?
- Hältst du das Handy immer mit demselben Ohr?
- Sitzt du mit mehr Gewicht auf einer Seite?

Diese Gewohnheiten beeinflussen deine Muskelspannung.

Dort, wo du eine Seite bevorzugst, **arbeitet die andere oft zu viel** – ein idealer Ort für Triggerpunkte.

3. Achte auf „klemmende" Bewegungen

Bewege dich langsam durch ein paar einfache Abläufe:

- Schultern kreisen
- Kopf von Seite zu Seite neigen
- Nach vorne beugen und Richtung Zehen greifen
- Leichte Wirbelsäulenrotation

Wo fühlst du dich blockiert, asymmetrisch, fest?

Wo spürst du Widerstand, ein Ziehen, Knacken oder Spannung?

Das sind Warnzeichen – deine Faszien sind wahrscheinlich verklebt oder ein Triggerpunkt blockiert die Bewegung.

4. Spüre in deinen Körper hinein

Werde ruhig. Atme tief.

Scanne gedanklich deinen Körper von Kopf bis Fuß.

Frage dich:

- Wo spüre ich Wärme?
- Wo fühle ich dumpfen oder ziehenden Schmerz?
- Wo spüre ich Spannung, die mir bisher nicht bewusst war?

Ignoriere die "kleinen" Beschwerden nicht. Sie sind oft **die ersten Warnsignale**, bevor der Schmerz richtig laut wird.

5. Vertraue auf das Ausstrahlungssignal

Wenn du auf einen Muskel im oberen Rücken drückst und ein Kribbeln im Arm oder eine Entspannung im Kopf spürst – das ist ein Ausstrahlungsmuster.

Es bedeutet: **Du hast einen überlasteten Muskel gefunden.**

Markiere den Punkt. Das ist ein aktiver Triggerpunkt.

DENKE SO:

- „Wenn der Schmerz hier ist, **welcher andere Bereich arbeitet zu viel?**"
- „Wenn es sich hier blockiert anfühlt, **wer gleicht das aus?**"
- „Was sagt mir mein Körper **nicht direkt**, das ich aber herausfinden muss?"

TAGEBUCH-IMPULS

„Was versucht mir mein Körper heute mitzuteilen?"

Notiere 2–3 Stellen, die sich seltsam, verspannt oder eingeschränkt anfühlen.

Denke nicht zu lange nach. Du trainierst dein Körperbewusstsein – **und es wird mit jeder Übung leichter.**

ABSCHLUSS-GEDANKE:

Du drückst nicht einfach auf Muskeln.

Du lernst, zuzuhören, zu übersetzen und gezielt zu reagieren – **wie ein Schmerzdedektiv und Körper-Coach in einer Person.**

Als Nächstes: **Lass uns diese Knoten finden.**

SCHRITT 2 – TRIGGERPUNKT-SUCHE: Finde die Knoten, die wirklich wehtun

So erkennst du einen echten Triggerpunkt

Nicht jeder schmerzhafte Punkt ist ein Triggerpunkt.

Aber **jeder echte Triggerpunkt macht sich bemerkbar** – wenn du weißt, worauf du achten musst.

Triggerpunkte sind wie heimliche Störenfriede.

Du bemerkst sie oft erst, wenn sie irgendwo anders im Körper Schmerzen verursachen.

Sie können jahrelang still bleiben, während sie deine Beweglichkeit einschränken, Muskeln schwächen und chronische Beschwerden verursachen.

Ein echter Triggerpunkt ist eine **kleine, überempfindliche Stelle** in einem angespannten Muskelstrang oder in der Faszie.

Er ist druckempfindlich, kann Schmerzen in andere Bereiche ausstrahlen und löst bei Druck eine **deutliche Reaktion** aus.

So erkennst du einen echten Triggerpunkt (und keine normale Muskelverspannung):

1. Er fühlt sich an wie ein Knoten oder harter Punkt

- Drücke mit den Fingern langsam in den Muskel.
- Ein Triggerpunkt fühlt sich oft an wie ein Reiskorn oder eine kleine Erbse unter der Haut.
- Meist liegt er mitten in einem straffen, strangartigen Muskelband.

2. Er ist druckempfindlich – aber nicht nur lokal

- Beim Drücken entsteht nicht nur ein lokaler Schmerz, sondern oft auch **ausstrahlender Schmerz** in eine andere Region.
- Beispiel: Druck auf einen Punkt im Gesäß kann einen Schmerz auslösen, der ins Bein zieht – wie bei Ischiasbeschwerden.

3. Er löst ein „Jump Sign" aus

- Wenn du einen echten Triggerpunkt drückst, reagierst du reflexartig: Du zuckst zusammen, hältst kurz die Luft an oder ziehst dich instinktiv zurück.
- Diese plötzliche Reaktion nennt man **„Jump Sign"** – dein Nervensystem reagiert auf die Reizung.

4. Er erzeugt deinen typischen Schmerz

- Der beste Hinweis auf einen echten Triggerpunkt? Wenn du ihn drückst und er **genau den Schmerz auslöst**, den du im Alltag spürst – Tag oder Nacht. Das ist dein **„Aha-Moment"**: Du hast die Ursache gefunden, nicht nur das Symptom.

5. Es ist kein Bluterguss, Knochen oder zufälliger Schmerzpunkt

- Triggerpunkte sitzen in **Muskeln oder Faszien**, nicht auf Knochen oder in Gelenken.
- Verwechsle sie nicht mit Lymphknoten, Prellungen oder Schmerzpunkten durch akute Verletzungen.
- Echte Triggerpunkte bleiben oft bestehen – **auch in Ruhe** – und verschlimmern sich durch Stress, Kälte oder Überlastung.

PROFI-TIPP:

„Suche nicht nur nach dem, was weh tut – sondern nach dem, was REAGIERT."

Manche Triggerpunkte tun erst weh, **wenn du sie gezielt drückst.**

Andere liegen **weit entfernt von der Stelle**, wo du den Schmerz eigentlich spürst.

Vertraue deinen Fingern – und der Reaktion deines Körpers. Wenn du Zuckungen, Pulsieren oder ausstrahlenden Schmerz spürst, bist du richtig.

Triggerpunkt-Karte: 15 Zonen, die du nicht ignorieren solltest

TRIGGERPUNKT #1 – SUBOKZIPITALE MUSKELN

(Basis des Schädels – Tiefe Nackenmuskulatur)

Lage:

Am unteren Hinterkopf, direkt unter dem Hinterhauptbein (Os occipitale).

Diese kleinen Muskeln verbinden die oberen zwei Halswirbel (C1–C2) mit dem Schädel. Sie sind tief liegend und werden oft übersehen.

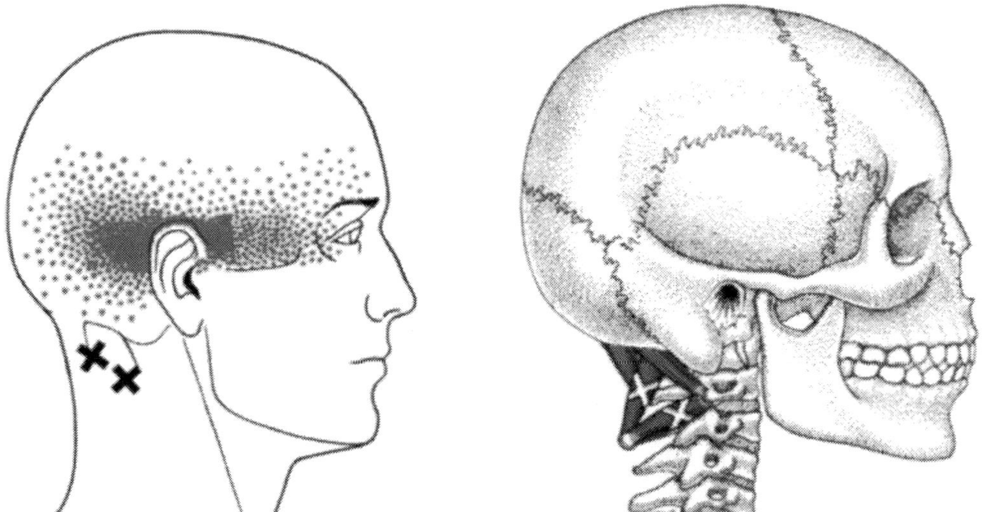

Schmerzmuster bei Reizung:

- Schmerz zieht vom Nacken nach oben über den Hinterkopf
- Strahlt zu den Schläfen, hinter die Augen und manchmal bis zur Stirn
- Gefühl: Spannungskopfschmerzen, „Gehirnnebel“, Augenmüdigkeit, Sehstress

Dies ist einer der **häufigsten Triggerpunkte bei chronischen Kopfschmerzen**, besonders bei Menschen, die viel am Computer arbeiten.

Typische Anzeichen:

- Dumpfer, drückender Schmerz oder Engegefühl im Hinterkopf
- Schmerz, der gegen Abend zunimmt
- Spannung hinter den Augen, oft fälschlich als Migräne gedeutet
- Lichtempfindlichkeit oder Konzentrationsschwierigkeiten

Häufige Auslöser:

- Schlechte Haltung (Kopf nach vorne, runder Rücken)
- Lange Bildschirmzeiten oder Autofahrten
- Zähneknirschen oder Kieferpressen
- Hoher Stress, flache Atmung

Selbstbehandlung – So gehst du vor:

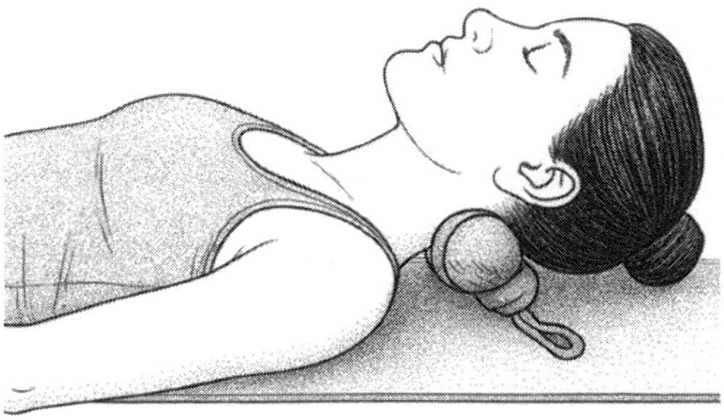

Hilfsmittel: Deine Fingerspitzen oder **zwei Massagebälle** (z. B. Tennisbälle oder weiche Gummibälle)

Technik:

1. Lege dich flach auf den Rücken.
2. Platziere die Bälle links und rechts an der Schädelbasis.
3. Lass deinen Kopf einfach auf den Bällen ruhen – **nicht drücken!**
4. Halte die Position 1–2 Minuten lang, während du ruhig und tief atmest.
5. Optional: Bewege deinen Kopf sanft wie bei einem „Ja“- oder „Nein“-Nicken – das verstärkt die Wirkung.

Empfohlene Häufigkeit:

1–2 Mal pro Tag, vor allem abends oder nach längerer Bildschirmarbeit.

Ergänzung: Vagusnerv aktivieren

Nach dem Lösen des Triggerpunkts kannst du 2 Minuten **Zwerchfellatmung** machen oder ein **kühles Tuch im Nackenbereich** auflegen, um in den Parasympathikus-Modus (Ruhe- und Regeneration) zu wechseln.

Profi-Tipp: Übertreibe es nicht mit dem Druck.

Weniger ist mehr. Der Hirnstamm liegt ganz in der Nähe – arbeite sanft und bleib entspannt.

TRIGGERPUNKT #2 – STERNOCLEIDOMASTOIDEUS (SCM)

(Vorder- und Seitenbereich des Halses)

Lokalisation:

Der Sternocleidomastoideus (SCM) ist der seilartige Muskel, der vom oberen Brustbein und Schlüsselbein bis hinter das Ohr verläuft. Du kannst ihn deutlich spüren, wenn du den Kopf drehst oder ihn vom Kissen hebst.

Triggerpunkte im SCM können Schmerzen in Stirn, Kiefer, Ohr verursachen – und sogar Schwindel oder verschwommenes Sehen hervorrufen. Eine Behandlung dieses Muskels lindert häufig Beschwerden, die fälschlicherweise als Migräne oder Nasennebenhöhlenprobleme interpretiert werden.

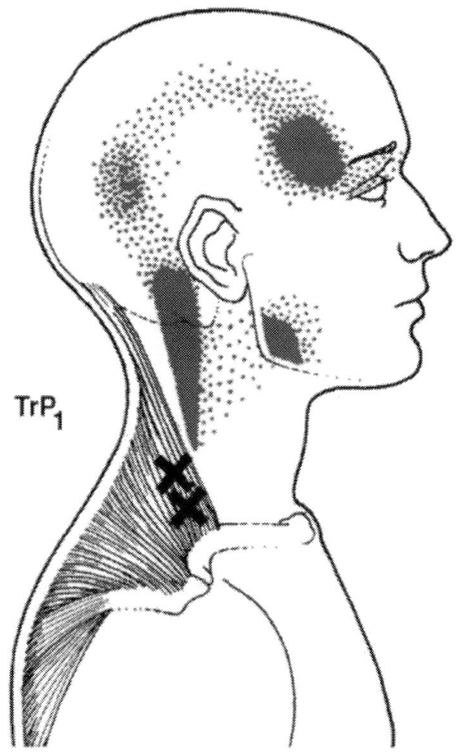

Ausstrahlungsmuster:

- Schläfen und Stirn → kann wie Migräne oder Druck in den Nebenhöhlen wirken
- Hinter dem Ohr oder Kiefer → fühlt sich an wie Ohrenschmerzen oder Kiefergelenksprobleme (CMD)
- Scheitel oder Hinterkopf
- Kann auch Schwindel, Benommenheit oder Druck auf die Augen verursachen

Häufig verwechselt mit Sinusproblemen, Migräne, Ohrenschmerzen oder Augenbelastung.

Wie es sich anfühlt:

- Kopfschmerz hinter einem Auge oder über der Augenbraue
- Spannungsgefühl an der Seite des Halses
- Gesichtsschmerzen beim Kauen oder Sprechen
- Schwindel beim schnellen Drehen des Kopfes
- Unwohlsein beim Liegen auf einer Seite

Typische Ursachen:

- Schlechte Körperhaltung (besonders nach vorn geneigter Kopf)
- Schlafposition mit zu vielen oder falschen Kissen
- Telefon zwischen Schulter und Ohr halten
- Emotionaler Stress, Kieferpressen, flache Atmung

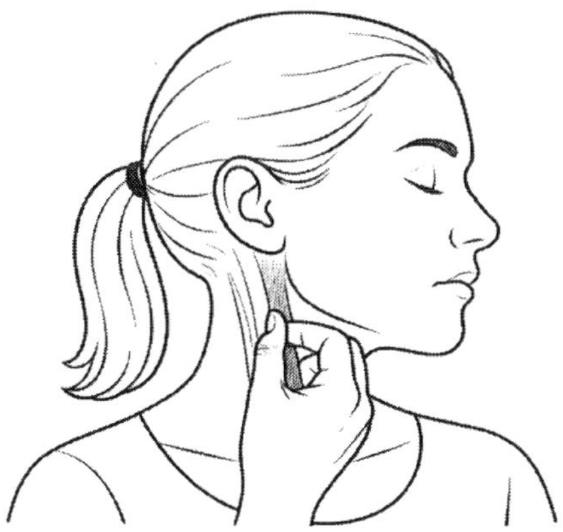

Selbstbehandlung:

Hilfsmittel: Finger oder sanftes Kneifen mit Daumen und Zeigefinger

Technik:

1. Drehe den Kopf leicht zur Seite – der Muskel wölbt sich deutlich unter der Haut.
2. Greife ihn vorsichtig in der Mitte zwischen Daumen und Zeigefinger.
3. Übe leichten bis mittleren Druck aus (sollte nicht schmerzhaft sein) und halte für 30–60 Sekunden.
4. Langsam loslassen und die andere Seite wiederholen.

Empfohlene Häufigkeit: 1x täglich – besonders nach langem Reden, Handygebrauch oder schlechter Haltung.

Zusatzübung – Nacken-Reset-Dehnung:

Neige den Kopf sanft zur Seite (Ohr zur Schulter) und atme dabei tief. Halte die Position 30 Sekunden, dann wechsle die Seite.

Profi-Tipp:

Vermeide Druck im Bereich des Schlüsselbeins – dort verlaufen empfindliche Nerven und Blutgefäße. Arbeite nur im mittleren Drittel des Muskels für eine sichere und effektive Entlastung.

TRIGGERPUNKT #3 – STERNOCLEIDOMASTOIDEUS (UNTERE FASERN)

(Hals bis Brust – Mehrfache Ausstrahlungen in Kopf, Gesicht & Rachen)

Lokalisation:

Die unteren Fasern des Sternocleidomastoideus verlaufen vom Brustbein und dem oberen Brustkorb nach oben zum Ohr. Sie liegen tiefer als der obere Teil und werden oft übersehen – obwohl sie komplexe und weitreichende Schmerzsymptome verursachen können.

Diese Triggerpunkte sind häufig die versteckten Übeltäter bei unerklärlichem Augen-, Gesichts- oder Rachenschmerz – Symptome, die oft mit Migräne, Nebenhöhlenproblemen oder Zahnleiden verwechselt werden.

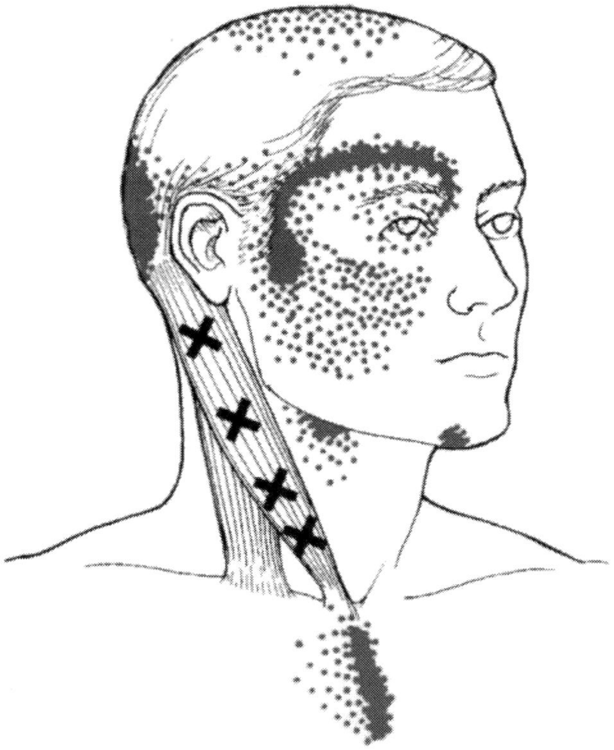

Ausstrahlungsmuster:

- Über Stirn und Augenbrauen
- In Wangen, Kiefer und sogar in die Zähne
- Um die Augenhöhle
- Tief in Rachen oder Zunge
- Manchmal bis ins Brustbein oder die Brustregion

Kann wie Nasennebenhöhlenentzündung, Zahnschmerz, Halsschmerzen oder sogar wie Beschwerden innerer Organe wirken.

Wie es sich anfühlt:

- Druck oder pochender Schmerz über oder hinter den Augen
- Taubheitsgefühl oder Spannungsgefühl im Gesicht
- Unwohlsein beim Sprechen oder Schlucken
- Stechender Brustschmerz (nicht kardial bedingt)
- Empfindlicher Kiefer oder plötzliche Zahnsensibilität ohne ersichtlichen Grund

Typische Ursachen:

- Chronische Nackenverspannung oder nach vorn geneigter Kopf
- Wiederholte Kopfbewegungen nach vorn (z. B. beim Lesen oder Bildschirmarbeit)
- Flache Brustatmung bei Stress
- Überbeanspruchung der Stimme (z. B. Lehrer, Sänger, Vielsprecher)

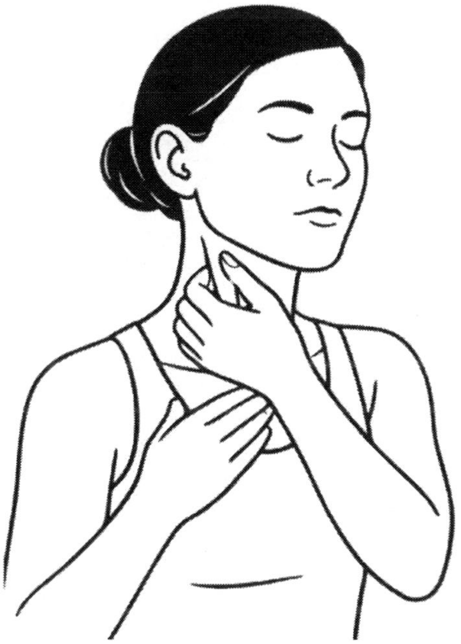

Selbstbehandlung:

Hilfsmittel: Nur deine Finger

Technik:

1. Setz dich bequem oder leg dich flach mit gestütztem Kopf.
2. Dreh den Kopf leicht zur Seite und ertaste den unteren Teil des SCM entlang des Halses.
3. Greife sanft den Muskelabschnitt vom Schlüsselbein aufwärts.
4. Mit sanftem, aber konstantem Druck 30 Sekunden halten.
5. Langsam loslassen. **Nie tief auf Kehle oder Halsschlagader drücken!**

Empfohlene Häufigkeit: Alle 1–2 Tage, besonders bei häufigen Kopfschmerzen oder stimmlicher Belastung.

Zusatzübung – Zwerchfellatmung (Diaphragma-Atmung): Lege eine Hand auf den Bauch, eine auf die Brust. Atme langsam ein – nur der Bauch sollte sich heben. Wiederhole 3–5 Minuten täglich. Das entspannt das Nervensystem und entlastet den Halsbereich.

Profi-Tipp: Behandle immer **beide Seiten** des SCM – auch wenn nur eine schmerzt. Einseitige Verspannungen erzeugen oft Kompensationsmuster, die langfristig zu chronischen Beschwerden führen.

TRIGGERPUNKT #4 – OBERER TRAPEZMUSKEL

(Schulterdach bis Nacken – Der Klassiker bei Bildschirmstress)

Lokalisation:

Der obere Teil des Trapezmuskels verläuft vom Schädelansatz und den Halswirbeln zur Schulterspitze (Akromion). Triggerpunkte bilden sich besonders häufig am oberen Schulterdach und am Übergang zum Nacken.

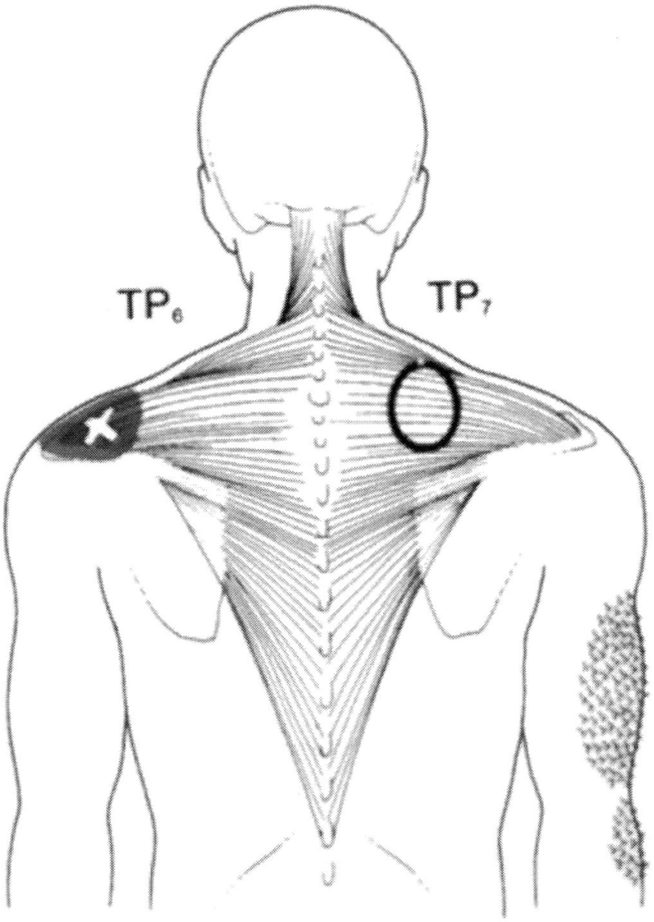

Ausstrahlungsmuster:

- Seitlicher Nacken
- Kiefer und Schläfe
- Hinterkopf und rund ums Ohr
- Manchmal auch Ausstrahlung über das Schulterblatt oder den Oberarm

Einer der Hauptverursacher für Spannungskopfschmerzen, verspannte Schultern und steifen Nacken.

Wie es sich anfühlt:

- Konstanter Druck oder Brennen an der oberen Schulter
- Schmerz, der über den Nacken bis in den Kopf zieht
- "Klickendes" Gefühl oder eingeschränkte Bewegung beim Drehen des Kopfes
- Empfindlichkeit beim Tragen von Taschen
- Eine Schulter fühlt sich höher oder verspannter an als die andere

Typische Ursachen:

- Schlechte Haltung (z. B. Schultern nach vorn, Kopf nach vorn geneigt)
- Arbeiten am Schreibtisch ohne Ellenbogenstütze
- Stressbedingtes Schulterzucken
- Tragen schwerer Taschen einseitig
- Längeres Telefonieren oder Autofahren

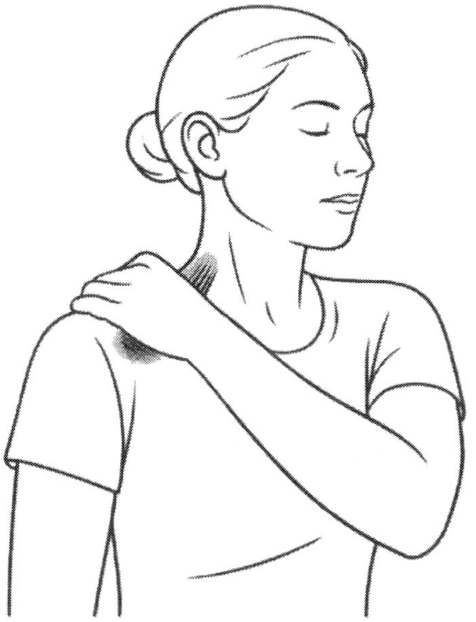

Selbstbehandlung:

Hilfsmittel: Finger, Massageball oder Massagehaken

Technik:

1. Greife mit der gegenüberliegenden Hand über den Körper zur schmerzenden Schulter.
2. Drücke langsam und fest in den verspannten Punkt.
3. Halte den Druck für 30–60 Sekunden.
4. Alternativ: Lehn dich mit einem Ball an die Wand oder einen Türrahmen und finde den schmerzhaften Punkt.

Empfohlene Häufigkeit: 1–2× täglich, besonders nach Computerarbeit oder in Stressphasen.

Zusatzübung – Schulterfallen & Atem-Reset:

Atme tief ein und ziehe dabei beide Schultern Richtung Ohren. Dann beim Ausatmen komplett fallen lassen. Wiederhole 3–5 Mal, um muskuläre Reflexspannung zu lösen.

Profi-Tipp: Massiere nicht wahllos den ganzen Muskel – fokussiere dich auf konkrete Triggerpunkte. Danach leichte Nacken- und Schulterkreise durchführen, um die Beweglichkeit wiederherzustellen.

TRIGGERPUNKT #5 – LEVATOR SCAPULAE

(Seitlicher Nacken bis Schulterblatt – Der "Kopfdreh-Verhinderer")

Lokalisation:

Der Levator scapulae entspringt an den oberen Halswirbeln (C1–C4) und setzt am oberen inneren Rand des Schulterblatts an. Triggerpunkte entstehen meist auf halber Strecke oder nahe dem Ansatz am Schulterblatt.

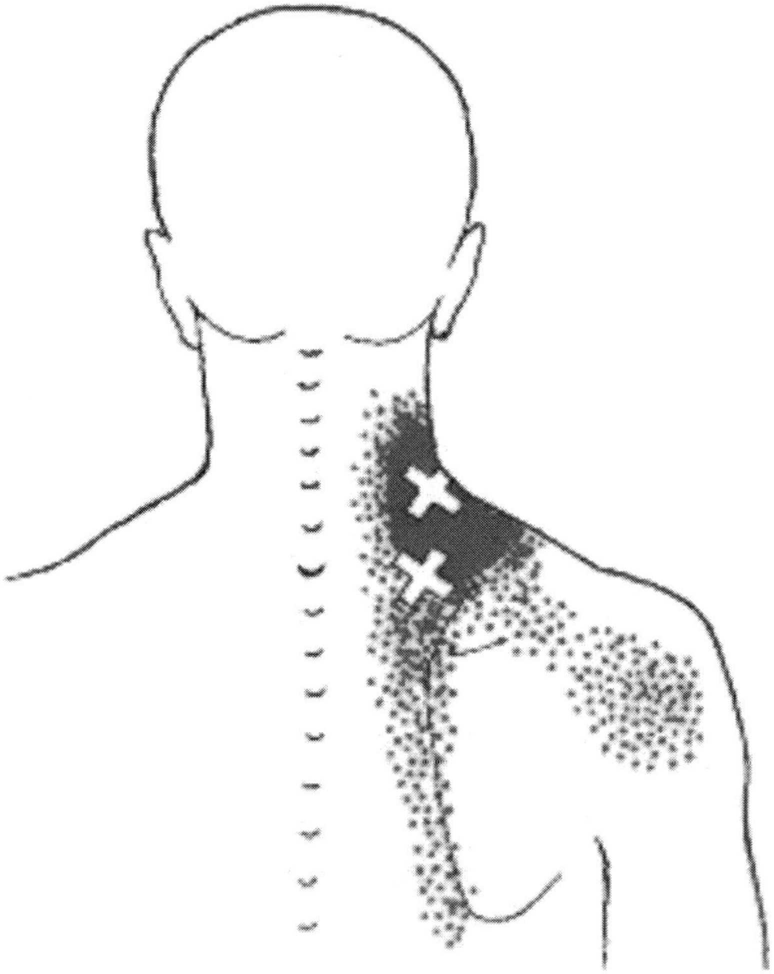

Ausstrahlungsmuster:

- Oberer Schulterbereich (direkt am inneren Schulterblattrand)
- Seitlicher Nacken
- Hinterer Schulterbereich und teils bis in den Oberarm

Klassischer Muskel für "steifen Nacken", besonders wenn das Kopfdrehen eingeschränkt oder schmerzhaft ist.

Wie es sich anfühlt:

- Ziehender Schmerz beim Drehen des Kopfes zur Seite
- Verspannung nach dem "falschen Liegen" auf dem Kissen
- Stechende Schmerzen nahe des Schulterblatts beim Heben des Arms
- Dumpfer oder brennender Schmerz im Nacken/oberen Rückenbereich
- Nacken fühlt sich "blockiert" oder "schief" an

Typische Ursachen:

- Telefon zwischen Schulter und Ohr einklemmen
- Schlechte Kopfkissen- oder Schlafhaltung
- Daueranspannung bei Stress
- Hochgezogene Schultern beim Sitzen am Schreibtisch
- Kälte oder Zugluft (dieser Muskel reagiert empfindlich)

Selbstbehandlung:

Hilfsmittel: Hände, Ball oder Massagehaken

Technik:

1. Finde den oberen inneren Rand deines Schulterblatts (nahe dem Nackenansatz).
2. Drücke mit den Fingern oder einem Ball gegen die Wand in diesen Bereich.
3. Halte sanften Druck für 30–60 Sekunden.
4. Danach: vorsichtig dehnen (siehe unten).

Empfohlene Häufigkeit: 1× täglich oder immer dann, wenn die Nackenrotation eingeschränkt ist.

Zusatzdehnung – Levator-Freisetzung:

Drehe den Kopf etwa 45° zur Gegenseite, dann schau nach unten in deine Achsel. Verstärke die Dehnung sanft mit deiner Hand. Tief atmen, 30 Sekunden halten.

Profi-Tipp:

Dehne diesen Muskel niemals kraftvoll, bevor du die Triggerpunkte gelöst hast – sonst spannst du ihn nur noch mehr an.

TRIGGERPUNKT #6 – SERRATUS ANTERIOR

(Rippen bis Schulterblatt-Innenseite – Der "versteckte Schmerzverstärker")

Lokalisation:

Der Musculus serratus anterior verläuft seitlich entlang des Brustkorbs und verbindet die oberen Rippen mit der Innenseite des Schulterblatts. Er sitzt unter dem Schulterblatt und zieht es bei Armbewegungen nach vorn.

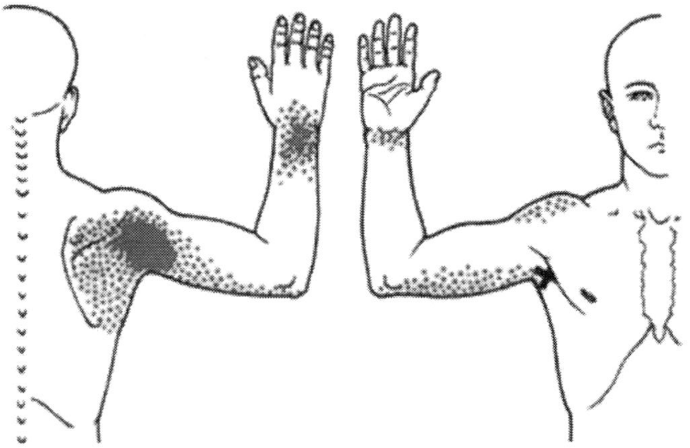

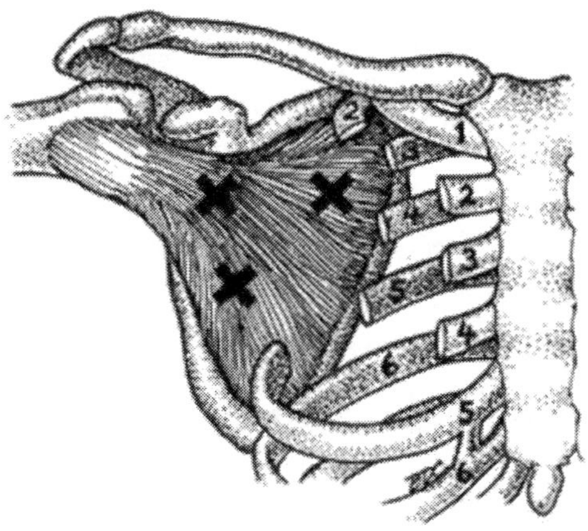

Ausstrahlungsmuster:

- Schmerz entlang der seitlichen Rippen
- Schmerz in der Achselhöhle und am inneren Oberarm
- Gefühl, dass sich der Schmerz um die Brust herumzieht
- Kann wie Herzschmerz, Brustspannung oder Nervenreizung wirken
- Auch Ausstrahlung ins Schulterblatt und in den inneren Oberarm möglich

Häufig verwechselt mit Rotatorenmanschettenproblemen, eingeklemmten Nerven oder sogar Herzsymptomen.

Wie es sich anfühlt:

- Brennender oder stechender Schmerz unter dem Arm oder Schulterblatt
- Schmerz bei tiefem Einatmen oder Dehnen
- Beschwerden beim Überkopfheben oder Überkreuzen der Arme
- Muskelkater nach Husten oder Niesen
- Engegefühl im Brustkorb oder Schwierigkeiten beim tiefen Atmen

Typische Ursachen:

- Wiederholte Armbewegungen (z. B. Sport, Heben, Putzen)
- Flaches Brustkorbatmen über längere Zeit
- Einseitiges Tragen von schweren Taschen oder Babys
- Schultern nach vorne gezogen / instabiles Schulterblatt
- Atemwegserkrankungen, Asthma, chronischer Husten

Selbstbehandlung:

Hilfsmittel: Ball oder Fingerspitzen

Technik:

1. Stelle dich mit dem Gesicht zur Wand, lege einen weichen Massageball unter die Achsel und den seitlichen Brustkorb.
2. Lehne dich leicht dagegen und rolle langsam über die Rippen unter dem Schulterblatt.
3. Auf schmerzhaften Punkten pausieren und tief atmen (30 Sekunden).
4. Seite wechseln.

Empfohlene Häufigkeit: 2–3× pro Woche oder nach anstrengender Schulterarbeit.

Zusatzübung – Tiefe Rippenatmung:

ege beide Hände auf den unteren Brustkorb und atme langsam und seitlich in die Rippen. So lernt der Serratus, sich im Atemrhythmus zu entspannen.

Profi-Tipp:

Dieser Muskel ist essenziell für die Stabilität des Schulterblatts. Schwäche hier kann langfristig zu Schulterverletzungen führen – ergänze die Selbstmassage mit gezielten Schulterblatt-Stabilisierungsübungen.

TRIGGERPUNKT #7 – INFRASPINATUS

(Schulterblatt – Tiefer Teil der Rotatorenmanschette)

Lage:

Der Infraspinatus gehört zur Rotatorenmanschette und liegt flach auf der Rückseite des Schulterblatts, direkt unterhalb der Schulterblattgräte. Triggerpunkte befinden sich meist in der zentralen Muskelmitte.

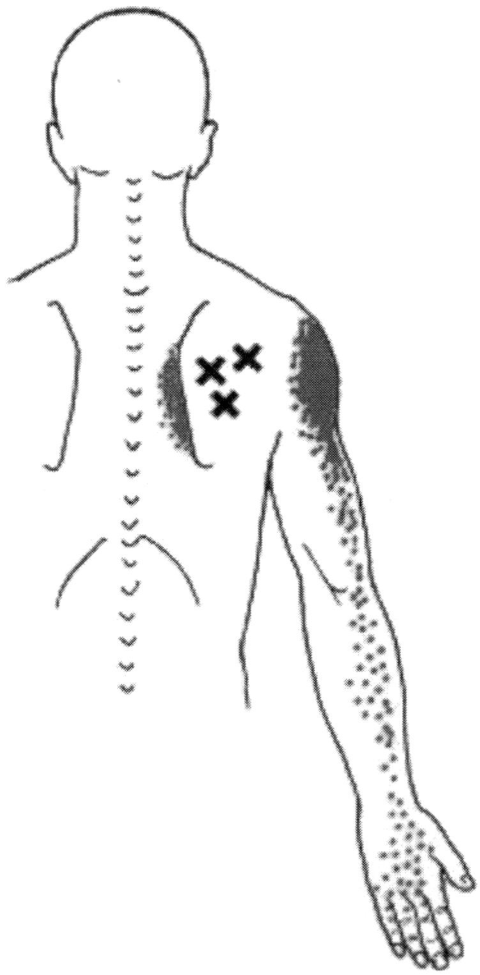

Übertragungsmuster:

- Tiefer Schmerz im hinteren Schulterbereich
- Ausstrahlende Schmerzen über die Außenseite des Arms bis in Unterarm und Hand
- Kann wie ein eingeklemmter Nerv oder Karpaltunnelsyndrom wirken

Dieser Muskel ist berüchtigt für „falsche Nervenschmerzen" – intensiv und weit ausstrahlend, oft fehlinterpretiert.

So fühlt es sich an:

- Stechender oder brennender Schmerz im Schultergelenk
- Schwäche oder Steifheit beim Drehen oder Heben des Arms
- Gefühl eines „schweren Arms“ oder eingeschränkter Bewegung
- Kribbeln oder Taubheit in Hand oder Unterarm
- Schmerzen beim Liegen auf der betroffenen Seite

Ursachen:

- Wiederholte Überkopfbewegungen (z. B. Werfen, Heben, Schwimmen)
- Fehlhaltung, die das Schulterblatt verschiebt
- Muskelungleichgewichte (schwache Rotatorenmanschette, überaktive Deltamuskeln)
- Traumata oder Instabilität der Schulter

Selbstbehandlung:

Hilfsmittel: Massageball oder Finger

Technik:

1. Lehn dich mit dem Rücken an eine Wand oder leg dich auf den Boden.
2. Platziere einen Ball unterhalb des Schulterblatts auf den Muskel.
3. Rolle langsam, bis du einen empfindlichen Punkt findest.
4. Halte gleichmäßigen Druck für 30–60 Sekunden.
5. Atme tief und ruhig. Wiederhole bei Bedarf.

Empfohlene Häufigkeit: Täglich oder nach Oberkörpertraining.

Zusätzlich:

Lass den Arm locker nach unten hängen und bewege ihn in kleinen Pendelkreisen – das löst Spannungen und fördert die Beweglichkeit.

Profi-Tipp:

Chronische Schulterschmerzen, die nicht auf klassische Behandlungen ansprechen? Oft ist der Infraspinatus die wahre Ursache.

TRIGGERPUNKT #8 – SUBSCAPULARIS

(Innenseite des Schulterblatts – Verborgene Ursache für Arm- und Handschmerzen)

Lage:

Der Subscapularis liegt auf der Vorderseite des Schulterblatts, zwischen Schulterblatt und Rippen. Er ist Teil der Rotatorenmanschette, schwer zugänglich – aber extrem wirkungsvoll, wenn behandelt.

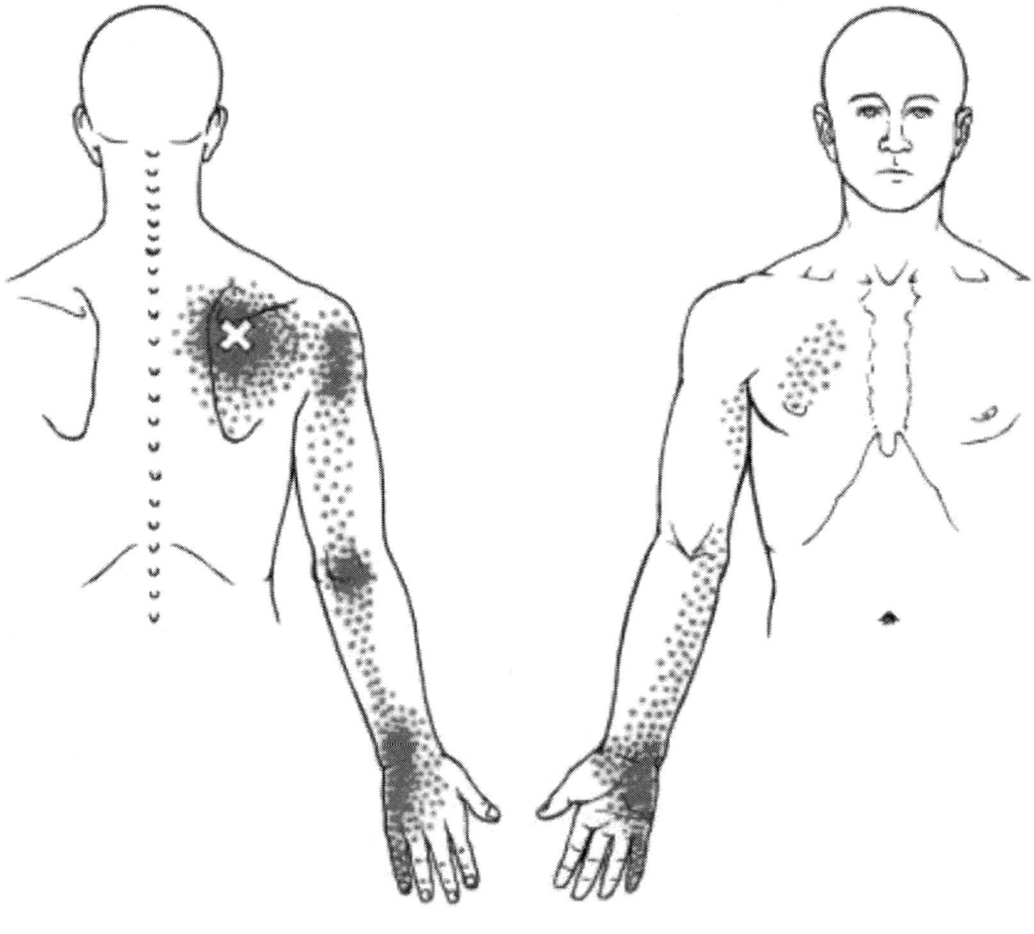

Übertragungsmuster:

- Schmerzen im hinteren Schulterbereich und Deltamuskel
- Ausstrahlung entlang der Arminnenseite bis in Ellenbogen, Handgelenk, kleine Finger
- Kann sich wie ein eingeklemmter Ulnarnerv oder Karpaltunnelsyndrom anfühlen

So fühlt es sich an:

- Tiefer Schmerz oder Druckgefühl in der Achsel
- Schmerzen beim Greifen nach hinten (z. B. BH, Sicherheitsgurt)
- Taubheit oder Kribbeln im kleinen Finger und Unterarm
- Schwacher Griff oder schnelle Ermüdung der Hand
- Engegefühl im Schultergelenk

Ursachen:

- Überkopfarbeiten oder starke Innenrotation
- Instabile Schulter, „frozen shoulder"
- Chronische Fehlhaltungen oder Schutzspannungen
- Kompensation durch frühere Verletzungen

Selbstbehandlung:

Hilfsmittel: Daumen oder weicher Ball

Technik (Achselgriff):

1. Lege dich auf die Seite oder steh aufrecht.
2. Greife mit dem Daumen der gegenüberliegenden Hand tief in die Achselhöhle.
3. Drücke sanft Richtung Schulterblatt.
4. Bewege den Arm langsam auf und ab, während du den Druck hältst.
5. Lösen, wenn der Schmerz nachlässt.

Empfohlene Häufigkeit: 1–2× pro Woche – sanft vorgehen!

Zusätzlich:

Führe kontrollierte Wandbewegungen oder den „Sleeper Stretch" in Seitenlage aus. Achte auf langsame, bewusste Bewegungen.

Profi-Tipp:

Wenn du Ellbogen- oder Handschmerzen behandelst und nichts hilft – überprüfe den Subscapularis. Er wird oft übersehen, ist aber der Schlüssel zur Lösung.

TRIGGERPUNKT #9 – QUADRATUS LUMBORUM (QL)

(Tiefer unterer Rücken – Verborgene Ursache für chronische Schmerzen & übertragene Bauchbeschwerden)

Lokalisation:

Der Quadratus Lumborum sitzt tief im unteren Rücken und verbindet die letzte Rippe, die Lendenwirbelsäule und den oberen Teil des Beckens (Darmbeinkamm). Er stabilisiert die Wirbelsäule und kontrolliert seitliche Bewegungen.

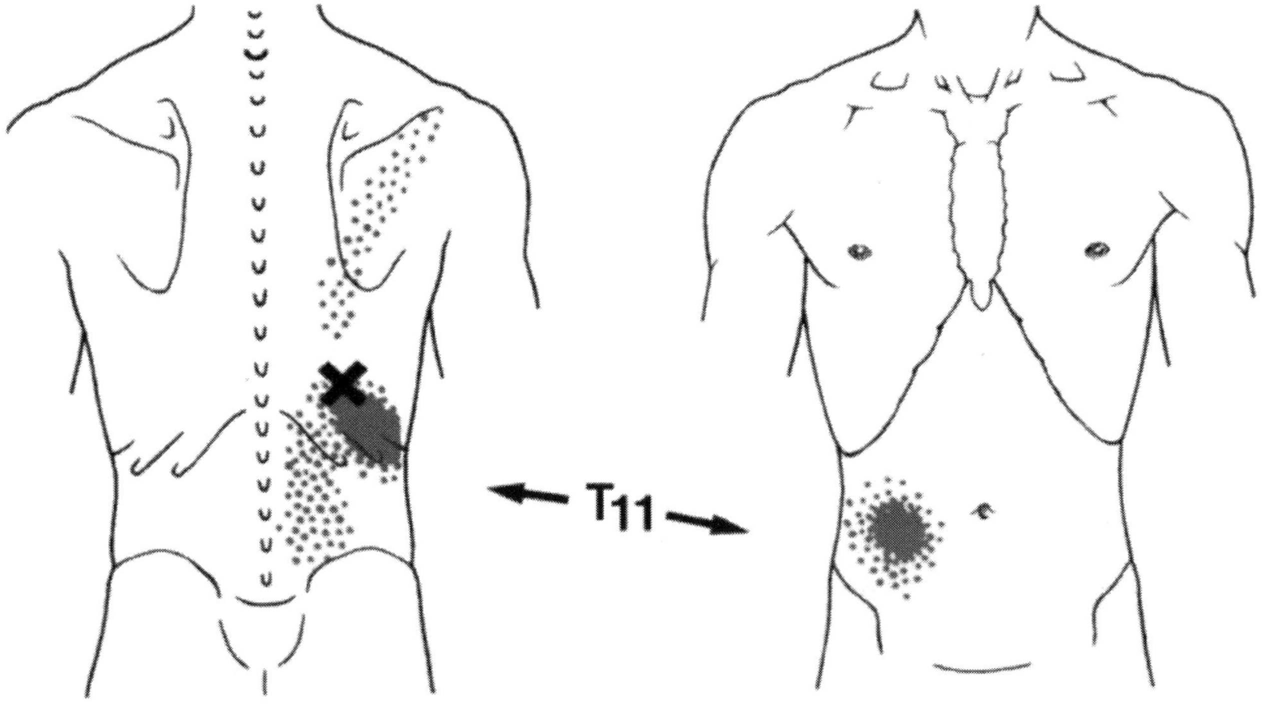

Schmerzmuster:

- Tiefer, dumpfer Schmerz im unteren Rücken
- Schmerzen, die sich um die Taille oder Hüfte herumziehen
- Ausstrahlung in die unteren Rippen, das Becken oder den Unterbauch
- Fühlt sich an wie Organbeschwerden oder Nierenschmerzen → Wird oft mit Ischias, Nierenproblemen, Reizdarmsyndrom oder Leistenbruch verwechselt.

Typische Symptome:

- Ständige Verspannung im unteren Rücken, meist einseitig
- Stechender Schmerz beim Seitbeugen oder Verdrehen
- Schmerzen beim längeren Stehen
- Steifheit nach dem Sitzen
- Beschwerden beim tiefen Einatmen oder Lachen

Mögliche Ursachen:

- Langes Sitzen oder schlechte Rückenunterstützung
- Schweres Heben mit falscher Technik
- Ungleichmäßige Hüften oder Beinlängendifferenz
- Schwache Gesäß- oder Bauchmuskulatur
- Stressbedingtes Anspannen oder Schutzverhalten

Selbstbehandlung:

Hilfsmittel: Fester Massageball oder Hände

Technik:

1. Seitlich hinlegen, Ball oberhalb des Beckenkamms platzieren (zwischen Becken und letzter Rippe).
2. Langsam hin- und herrollen, bis ein empfindlicher Punkt gefunden wird.
3. 30–60 Sekunden sanft drücken und dabei ruhig ausatmen.
4. Seite wechseln und wiederholen. **Empfohlene Häufigkeit:** 3–4× pro Woche, besonders abends oder nach langem Sitzen/Stehen.

Zusatz-Übung – QL-Dehnung:

Im Stehen einen Arm heben und sich zur gegenüberliegenden Seite beugen. 30 Sekunden halten. Beide Seiten ausführen.

Tipp:

Der QL ist oft überaktiv, wenn Gesäß oder Core-Muskulatur zu schwach sind. Kombiniere die Behandlung mit leichten Glute-Bridges und Core-Übungen für langfristige Entlastung.

TRIGGERPUNKT #10 – ILIOCOSTALIS LUMBORUM

(Tiefer Rückenstrecker – Der „falsche Ischias"-Muskel)

Lokalisation:

Der Iliocostalis Lumborum ist Teil der autochthonen Rückenmuskulatur und verläuft vertikal entlang des unteren Rückens – von den Rippen bis zum Darmbeinkamm. Triggerpunkte entstehen tief neben der Wirbelsäule und strahlen in Gesäß und Hüfte aus.

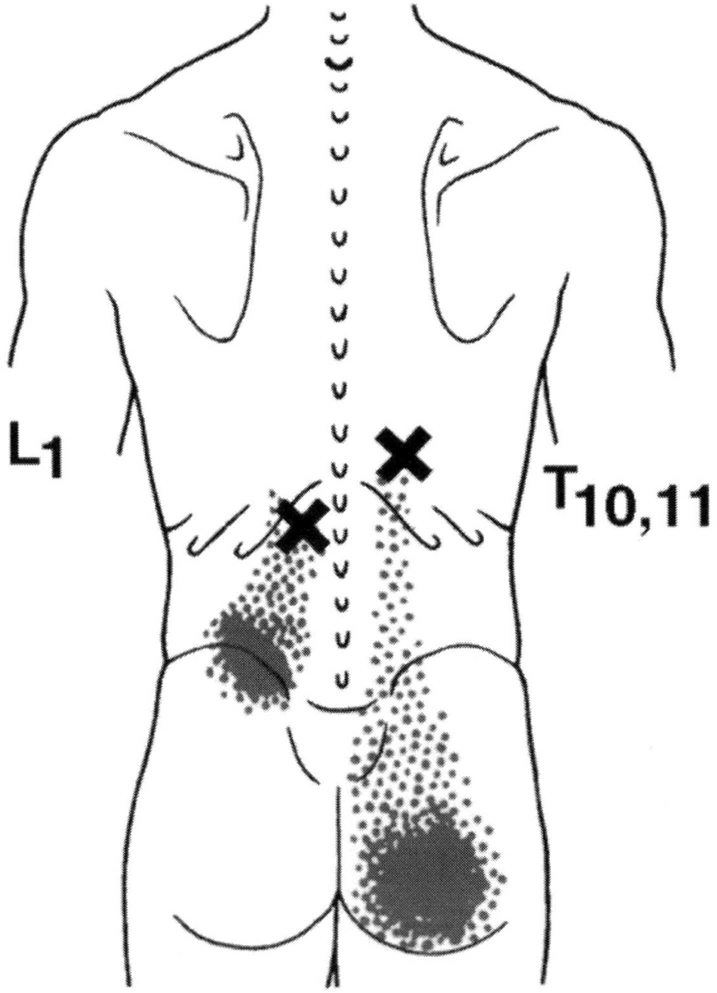

Schmerzmuster:

- Tiefer Schmerz im unteren Rücken und Kreuzbeinbereich
- Ausstrahlung in Gesäß, Hüfte und hinteren Oberschenkel
- Gelegentlich auch in den Unterbauch → Kann Ischias ähneln, obwohl kein Nerv eingeklemmt ist. Wird leicht mit Bandscheibenvorfällen oder ISG-Problemen verwechselt.

Typische Symptome:

- Dumpfer oder stechender Schmerz im unteren Rücken oder Steißbein
- Schmerzen beim Rückbeugen oder Verdrehen
- Schwere- oder Brenngefühl in der Hüfte
- Verschärfte Spannung nach langem Stehen oder Gehen
- Steifheit am Morgen oder nach dem Schlafen

Mögliche Ursachen:

- Überlastung durch Heben, Bücken oder Drehen
- Längeres Sitzen oder Autofahren
- Schwacher Core, mangelnde Rumpfaktivierung
- Schwache Gesäßmuskulatur bei überaktiven Rückenmuskeln
- Beinlängendifferenz oder Skoliose

Selbstbehandlung:

Hilfsmittel: Massageball oder Faszienrolle

Technik:

1. Auf dem Rücken liegen oder sich an eine Wand stellen, Ball 2–3 cm seitlich der Wirbelsäule platzieren.
2. Langsam hoch- und runterrollen, empfindliche Punkte auf Höhe L1–L4 bearbeiten.
3. Alternativ: Seitlich liegend die Faszienrolle schräg entlang der Lendenregion verwenden.
4. Dabei tief und ruhig atmen. **Empfohlene Häufigkeit:** 2–3× pro Woche oder täglich bei akuten Beschwerden.

Zusatz-Übung – Knie-zur-Brust oder Katze-Kuh:

Auf dem Rücken liegend beide Knie zur Brust ziehen und sanft hin- und herwiegen. Alternativ im Vierfüßlerstand Katze-Kuh zur Mobilisierung der Wirbelsäule.

Tipp:

Verfolge nicht nur den Schmerz im Bein – behandle die Ursache im Rücken. Immer zuerst diesen Muskel überprüfen, bevor du eine Nervenirritation vermutest.

TRIGGERPUNKT #11 – GLUTEUS MINIMUS & MEDIUS

(Tiefe Hüftstabilisatoren – Die Ischias-Imitatoren)

Lokalisation:

Diese beiden Muskeln befinden sich an der Außenseite des Darmbeins (Os ilium), tief unter dem Gluteus Maximus.

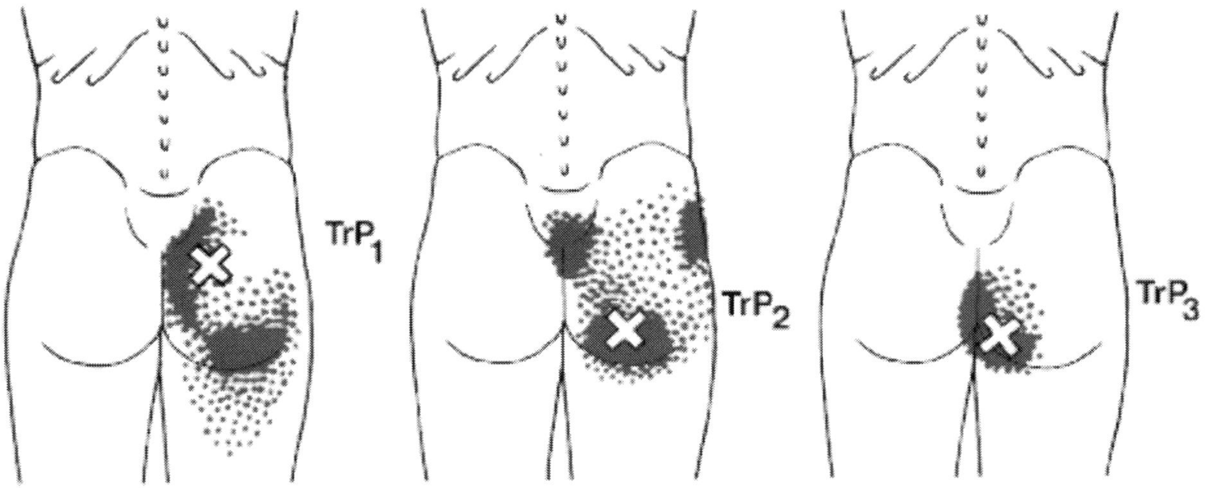

- Gluteus Minimus = tiefer gelegen
- Gluteus Medius = etwas höher und seitlicher

Triggerpunkte bilden sich typischerweise knapp über dem Hüftgelenk, entlang des äußeren Beckenrandes und tief im Gesäß.

Übertragungsmuster:

- Schmerz an der Außenseite des Oberschenkels
- Tiefer Gesäßschmerz rund um das Hüftgelenk
- Schmerzen im Steißbein oder äußeren Gesäßbereich – kann Ischiasschmerz ähneln
- Strahlung bis in die Außenseite der Wade oder des Fußes

Häufig fälschlich diagnostiziert als Ischias, Schleimbeutelentzündung der Hüfte oder Bandscheibenvorfall.

Wie es sich anfühlt:

- Stechender oder ziehender Schmerz beim Gehen, Treppensteigen oder Umdrehen im Bett
- Druckschmerz beim Sitzen über längere Zeit
- Brennendes oder pulsierendes Gefühl an der äußeren Hüfte
- Schmerz, der sich „tief im Gesäß" anfühlt, schlimmer beim Draufdrücken
- Bein-Schwäche oder Instabilität beim Stehen auf einem Bein

Ursachen:

- Längeres Sitzen oder Beckenasymmetrie
- Schwache Rumpf- und Gesäßmuskulatur → Überlastung
- Überbeanspruchung durch Laufen, Treppensteigen, Gehen
- Plötzliche Traumata (Sturz, Aufprall, Drehen mit Gewicht)

Selbstbehandlung:

Hilfsmittel: Ball, Faszienrolle oder Finger

Technik:

1. Seitlich auf den Ball legen, im oberen äußeren Gesäßbereich.
2. Langsam über die Hüftkante rollen und auf empfindlichen Punkten verweilen.
3. Tief atmen und gleichmäßigen Druck für 30–60 Sekunden halten.
4. Wiederhole dies an den 3 Hauptpunkten (außen, zentral, innerer Falz).

Empfohlene Häufigkeit: 2–3x/Woche zur Pflege oder täglich bei akuten Beschwerden.

Zusatzübung:

Figur-4-Dehnung oder Hüftkreisen im Stehen

Profi-Tipp:

Der Gluteus Minimus ist oft der „fehlende Schlüssel" bei chronischem Ischiasschmerz. Immer mitbehandeln, wenn Schmerzen über das Gesäß hinausstrahlen.

TRIGGERPUNKT #12 – GLUTEUS MAXIMUS & BICEPS FEMORIS

(Rückseite von Hüfte & Oberschenkel – Verborgene Treiber ischiasähnlicher Symptome)

Lokalisation:

- Der Gluteus Maximus bedeckt den Großteil des Gesäßes. Triggerpunkte entstehen meist im oberen äußeren Quadranten oder im unteren Zentrum.
- Der Biceps Femoris (Teil der hinteren Oberschenkelmuskulatur) verläuft vom Sitzbein bis zur Außenseite des Knies.

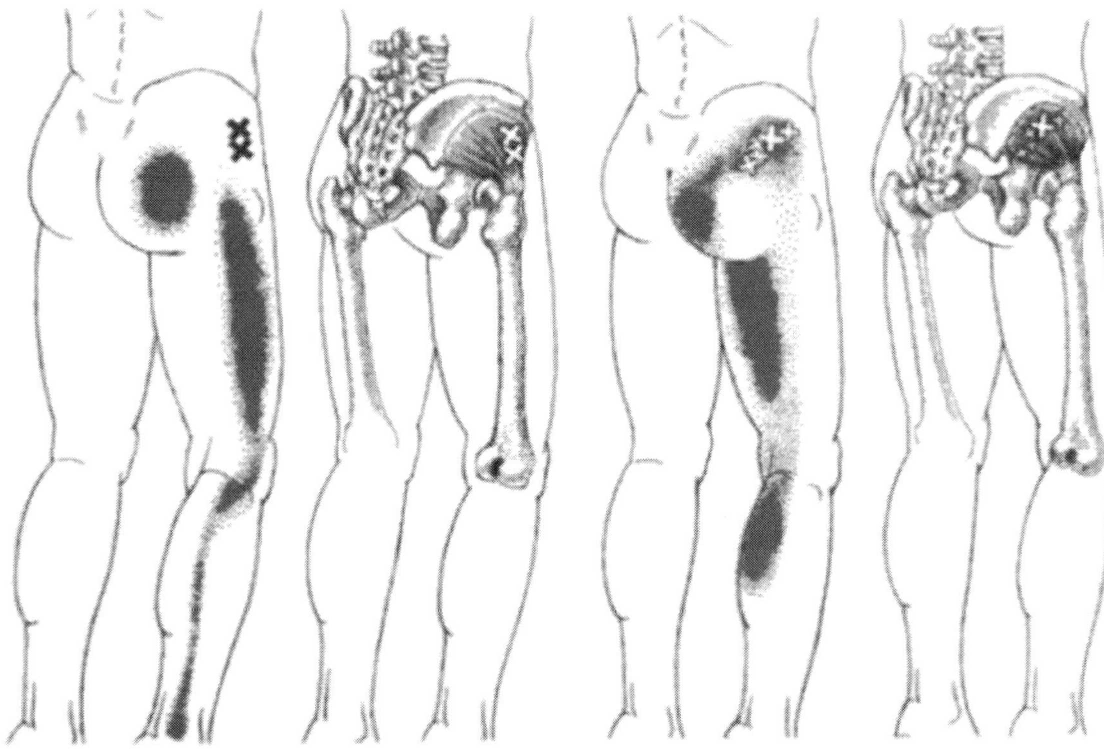

Übertragungsmuster:

- Tiefer Gesäßschmerz
- Ausstrahlender Schmerz entlang der Oberschenkelrückseite, oft entlang des Ischiasnervs
- Stechende Schmerzen außen am Knie
- Missempfindungen wie Taubheit, Kribbeln oder ein „ziehendes Seil" im Bein

Sehr häufige muskuläre Ursache sogenannter „Pseudo-Ischias"-Beschwerden.

Wie es sich anfühlt:

- Schmerz beim Sitzen (besonders auf harten Oberflächen)
- Steifheit oder Ziehen beim Gehen oder Treppensteigen
- Schmerz beim Bücken
- Ziehender Schmerz in der Oberschenkelrückseite beim Dehnen
- Verschlechterung bei längerem Stehen oder Laufen

Ursachen:

- Bewegungsmangel → „Gluteale Amnesie“
- Schlechte Hüftstreckung beim Gehen oder Training
- Übertraining der Hamstrings oder fehlendes Aufwärmen
- Schwache Gesäßmuskulatur gepaart mit verkürzten Hamstrings
- Sitzen mit einseitiger Druckbelastung (z. B. Geldbörse in der Gesäßtasche)

Selbstbehandlung:

Hilfsmittel: Massageball oder Faszienrolle

Technik Gluteus Maximus:

1. Auf einem festen Ball im Gesäßbereich sitzen.
2. Ein Bein über das andere schlagen.
3. Sanft rollen, bis ein Triggerpunkt gefunden ist.
4. 30–60 Sekunden halten, dann Seite wechseln.

Technik Biceps Femoris:

1. Auf einer Faszienrolle unter der Oberschenkelrückseite sitzen.
2. Gewicht leicht zur Außenseite verlagern.
3. Langsam Richtung Knie rollen.

Empfohlene Häufigkeit: 2–4x/Woche oder vor/nach Beintraining.

Zusatzübung: Supine Hamstring Stretch (Beinheben mit Handtuch im Liegen)

Profi-Tipp:

Beinschmerzen kommen nicht immer vom Bein – zuerst die Gesäßmuskulatur behandeln. Schwache Glutes und enge Hamstrings sind ein häufiges Schmerz-Duo.

TRIGGERPUNKT #13 – ILIOPSOAS-KOMPLEX (PSOAS MAJOR + ILIACUS)

(Tief liegender Kernmuskel – Quelle emotionaler & körperlicher Anspannung)

Lage:

Der große Lendenmuskel (Psoas major) verläuft tief im Bauchraum vom unteren Rücken (Lendenwirbelsäule) bis zum inneren Oberschenkel. Der Iliacus-Fasermuskel liegt innerhalb des Beckens und trifft sich mit dem Psoas am Hüftgelenk. Diese Triggerpunkte sind versteckt – sie lassen sich nur von vorn oder seitlich ertasten.

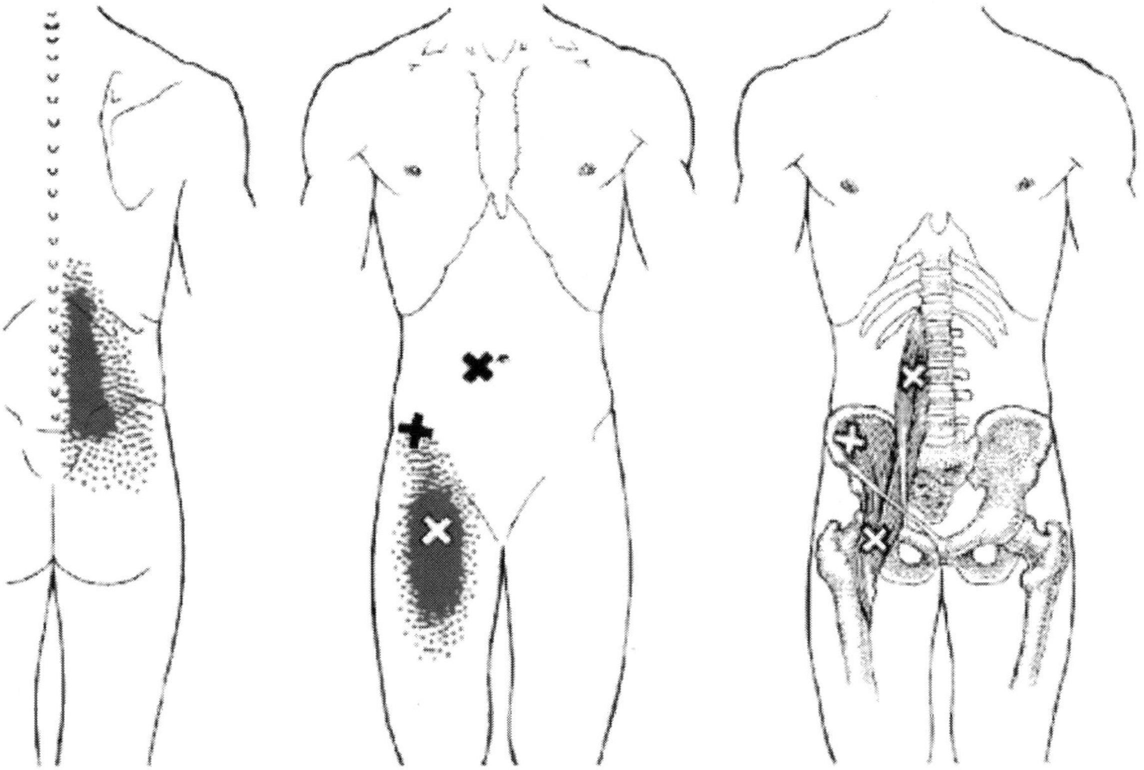

Ausstrahlungsmuster:

- Tiefer Bauchdruck oder Spannungsgefühl
- Schmerzen in Leiste, Hüftbeuge oder innerem Oberschenkel
- Beschwerden im unteren Rücken, Kreuzbein oder oberen Gesäß
- Gefühle von Enge, Verdauungsunwohlsein oder Bewegungseinschränkung

Oft wird dieser Bereich fälschlich für Rückenschmerzen oder Hüftblockaden verantwortlich gemacht, obwohl die wahre Ursache tiefer liegt – beim Iliopsoas.

Typische Empfindungen:

- Ziehen oder Krämpfe im Leistenbereich
- Probleme beim Treppensteigen oder Beinheben
- Gefühl von "Blockade" beim Aufstehen
- Rückendruck bei Stress oder langem Sitzen
- Emotionale Anspannung, die körperlich spürbar wird

Mögliche Ursachen:

- Langes Sitzen (Schreibtisch, Auto, Couch)
- Dauerstress, ständiger Alarmmodus (Fight-or-Flight)
- Instabilität im Rumpf (schwache Bauch- und Gesäßmuskeln)
- Einseitige Trainingsmuster (z. B. zu viele Crunches, zu wenig Rückentraining)
- Beckenbodenprobleme oder traumatische Erlebnisse

Selbstbehandlung:

Hilfsmittel: Nur die Hände (oder vorsichtig mit Softball / Therapeut)

Technik:

1. Flach auf den Rücken legen, Knie anwinkeln
2. Mit den Fingern 2–3 cm nach innen direkt am Beckenkamm tasten
3. Leichten Druck Richtung Wirbelsäule ausüben (nicht tief!)
4. Ruhig und tief atmen, 30–60 Sekunden halten

⚠ Vorsicht: Hier verlaufen Organe und Gefäße. Bei Unsicherheit besser nur dehnen und atmen!

Extra-Übung: Unterstützter Psoas-Stretch

- In den Ausfallschritt gehen (ein Bein nach vorne, anderes nach hinten)
- Becken leicht kippen, Arme nach oben strecken
- Tiefe Atemzüge, 30 Sekunden pro Seite

Tipp: Der Psoas ist eng mit dem Vagusnerv verbunden. Eine gezielte Entspannung kann nicht nur körperlich, sondern auch emotional Erleichterung bringen – oft spürbar als tiefer innerer „Reset".

TRIGGERPUNKT #14 – POPLITEUS

(Hinter dem Knie – Schlüssel zu Beinbeschwerden & Instabilität)

Lage:

Der Popliteus ist ein kleiner, keilförmiger Muskel hinter dem Knie. Er zieht diagonal vom Oberschenkelknochen (außen) zum Schienbein (innen) und liegt unter den hinteren Oberschenkelmuskeln.

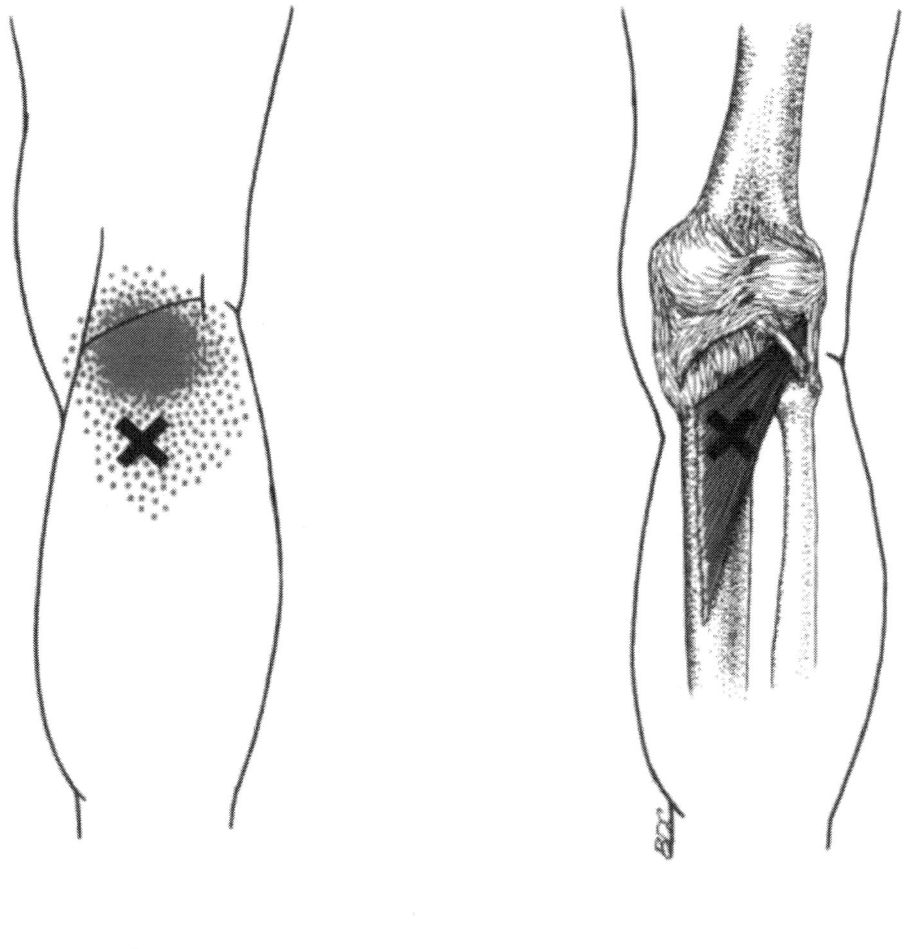

Ausstrahlungsmuster:

- Stechende oder dumpfe Schmerzen in der Kniekehle
- Gefühl von „Blockierung" oder Enge beim Strecken
- Schmerzen, die zur Innenseite des Knies ziehen
- Instabilität beim Gehen, vor allem bergab oder auf unebenem Gelände

Wird oft verwechselt mit Meniskusschäden oder Bänderverletzungen – dabei steckt oft dieser kleine Muskel dahinter.

Typische Empfindungen:

- Steifheit beim Hocken oder Aufstehen
- Schmerz beim Abwärtsgehen oder Treppensteigen
- Gefühl, als würde das Knie "einknicken"
- Schmerzen bei voller Streckung oder Drehung des Unterschenkels

Mögliche Ursachen:

- Wandern, Laufen, lange Spaziergänge
- Fehltritte oder plötzliche Drehbewegungen
- Ungünstige Knieposition beim Training
- Ungleichgewicht zwischen Gesäß- und Beinmuskulatur
- Instabilität im Hüft- oder Sprunggelenk

Selbstbehandlung:

Hilfsmittel: Finger oder Massageball (etwa Tennis- oder Lacrosse-Größe)

Technik:

1. Im Sitzen Knie leicht beugen, Fuß flach am Boden
2. In die Kniekehle tasten und sanften Druck an der Innenseite des Sehnenansatzes ausüben
3. Druck 30–45 Sekunden halten, dabei tief atmen

Zusatzbewegung:

Sitzend die Beine gerade ausstrecken und sanft nach innen drehen – so wird der Popliteus leicht aktiviert, ohne überlastet zu werden.

Tipp:

Instabile Knie können ihren Ursprung in schwachen Hüften oder Füßen haben. Kombiniere die Triggerpunktarbeit mit gezieltem Krafttraining für Gesäß und Fußgewölbe.

TRIGGERPUNKT #15 – TIBIALIS POSTERIOR

(Inneres Schienbein & Fußgewölbe – Verborgene Ursache von Fußschmerz & Plattfuß)

Lage:

Der hintere Schienbeinmuskel (Tibialis posterior) verläuft tief hinter dem Schienbein, vom oberen Wadenbereich bis zur Fußsohle. Er liegt unterhalb von Wadenmuskel und Achillessehne und zieht unter dem Knöchel entlang zur Fußinnenseite.

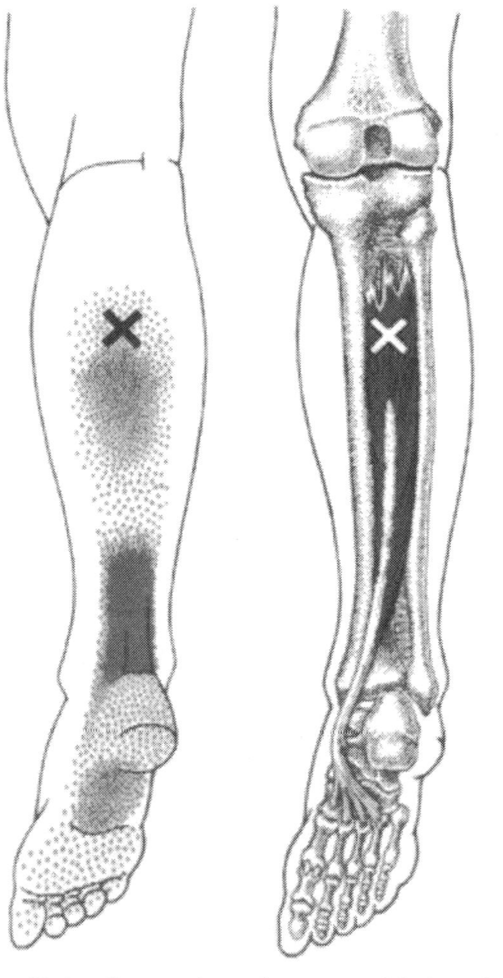

Ausstrahlungsmuster:

- Schmerzen entlang der Schienbeininnenseite
- Ausstrahlende Beschwerden im Fußgewölbe und an der Ferse
- Druckempfindlichkeit an der Fußunterseite oder im Mittelfuß
- Wird oft fälschlich als Plantarfasziitis diagnostiziert

Typische Empfindungen:

- Stechende Schmerzen im Fußgewölbe
- Müdigkeit im Fuß nach längerem Stehen oder Gehen
- Schmerz beim Zehenspitzenstand oder Treppensteigen
- Gefühl, dass das Fußgewölbe „einsackt“ oder instabil ist

Mögliche Ursachen:

- Überpronation (Einknicken des Fußes)
- Plattfüße oder fehlende Unterstützung im Schuh
- Längere Belastung auf hartem Boden
- Einseitige Fußbelastung (z. B. schwere Taschen)
- Schwache Fußmuskulatur, verspannte Waden

Selbstbehandlung:

Hilfsmittel: Ball oder Daumen

Technik:

1. Im Sitzen Bein ausstrecken und entspannen
2. Mit Ball oder Daumen entlang der inneren Schienbeinlinie nach unten tasten
3. Auf empfindlichen Stellen 30 Sekunden sanften Druck ausüben

Zusatzbewegung:

Zieht die Zehen zurück für einen Stretch des Fußgewölbes. Danach mit den Zehen ein Handtuch „einkräuseln“ – das kräftigt die Fußmuskulatur.

Tipp:

Wenn deine Plantarfasziitis nicht besser wird – überprüfe diesen Muskel. Oft liegt hier die wahre Quelle des Schmerzes.

SCHRITT 3 – Faszien verstehen & befreien: Dein inneres Netzwerk aktivieren

Jetzt wird's tiefgründig – wir gehen in deine Faszien.

Was sind Faszien – und warum sind sie so wichtig?

Faszien sind ein dreidimensionales Netz aus Bindegewebe, das sich durch deinen gesamten Körper zieht. Es umhüllt und verbindet Muskeln, Knochen, Nerven und Organe – wie ein innerer Ganzkörperanzug, der alles zusammenhält.

- Sie geben deinem Körper Form und Stabilität
- Sie ermöglichen reibungslose Bewegungen zwischen den Strukturen
- Sie leiten Kraft und Bewegungsimpulse weiter
- Sie speichern Spannungen und Traumata – auch emotionale

Sind die Faszien geschmeidig, gut durchfeuchtet und elastisch, fühlt sich dein Körper leicht und beweglich an.

Sind sie hingegen verklebt, trocken oder verhärtet, kommt es zu Schmerzen, Bewegungseinschränkungen und Fehlfunktionen – manchmal weit entfernt vom eigentlichen Ursprung.

WARUM FASZIEN SICH VERSPANNEN – UND WIE DU SIE WIEDER BEFREIEN KANNST

Faszien sind lebendig und reaktionsfähig. Sie passen sich an Stress an – sei er körperlich oder emotional.

Das bringt sie aus dem Gleichgewicht:

- **Bewegungsmangel oder schlechte Haltung** → führt zu "Faszienfilz"
- **Verletzungen oder Überlastung** → erzeugen Narbengewebe und Blockaden
- **Stress oder seelische Belastung** → die Faszien speichern Schutzspannungen wie eine Rüstung
- **Flüssigkeitsmangel** → ohne Wasser können Faszien nicht gleiten
- **Einseitige, wiederholte Bewegungen** → führen zu eingefahrenen Mustern

Die gute Nachricht: Du kannst die Faszien "neu starten".

Sie reagieren besonders gut auf:

- Langsamen, gezielten Druck (z. B. Triggerpunkt-Behandlung)
- Dehnungen mit bewusster Atmung
- Rollende, spiralförmige oder ziehende Bewegungen
- Ausreichende Flüssigkeit + achtsame Bewegung (z. B. Yoga oder Mobility-Training)

FASZIEN UND EMOTIONEN – EIN UNSICHTBARES BAND

Faszien speichern nicht nur körperliche Erinnerungen, sondern auch emotionale.

Kennst du das Engegefühl in Brust oder Bauch bei Angst? Das ist deine Faszie, die auf Gefühle reagiert.

Chronischer Stress versetzt den Körper in einen dauerhaften Alarmzustand: Faszien ziehen sich zusammen, die Haltung wird eingefroren, Schmerzen setzen sich fest – selbst wenn die Ursache längst vorbei ist.

Bei der Faszienarbeit kann es deshalb auch zu emotionalen Reaktionen kommen – Tränen, Lachen, tiefe Erleichterung. Das ist Teil des Heilungsprozesses.

Dein Schmerz hat eine Geschichte. Faszienarbeit hilft dir, sie neu zu schreiben.

Einfache Techniken zur Faszienlösung (gleich ausprobieren)

Hier sind vier schnelle Übungen, mit denen du deine Faszien aktivieren und Spannung abbauen kannst:

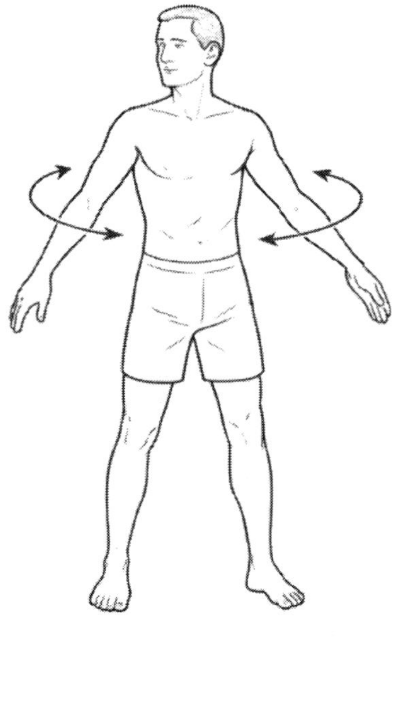

1. HYDRIERENDE DREHBEWEGUNG

Stell dich locker hin. Drehe deinen Oberkörper sanft von Seite zu Seite, die Arme schwingen locker mit. Atme tief. Spüre, wie sich deine Wirbelsäule in einer Spiralbewegung mitbewegt. 1 Minute reicht.

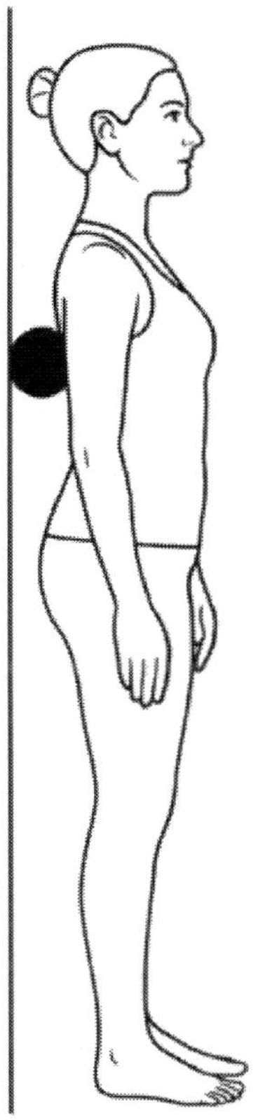

2. WAND-ROLLMASSAGE MIT HALTEPUNKT

Nimm eine weiche Faszienkugel oder Rolle.

Lehne dich an die Wand und rolle gezielt über verspannte Stellen am oberen Rücken, an den Gesäßmuskeln oder an den Waden.

Bleibe 30 Sekunden auf einem verspannten Punkt – und lasse los.

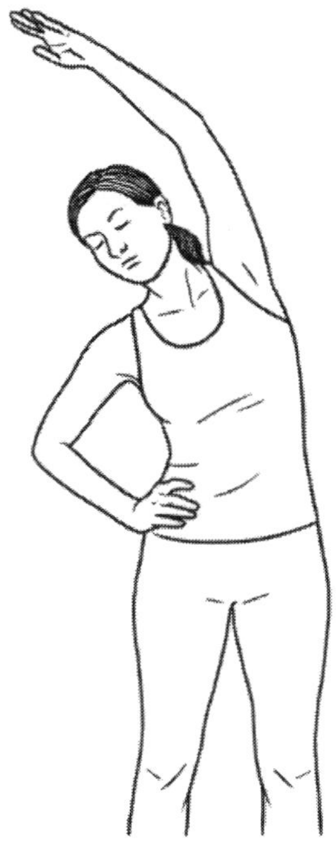

3. ATEM + SEITENDEHNUNG

Atme ein und strecke die Arme nach oben.

Beim Ausatmen beuge dich langsam zur Seite – spüre die Dehnung entlang deiner Flanke und Rippen.

Wiederhole 3–5 Mal pro Seite.

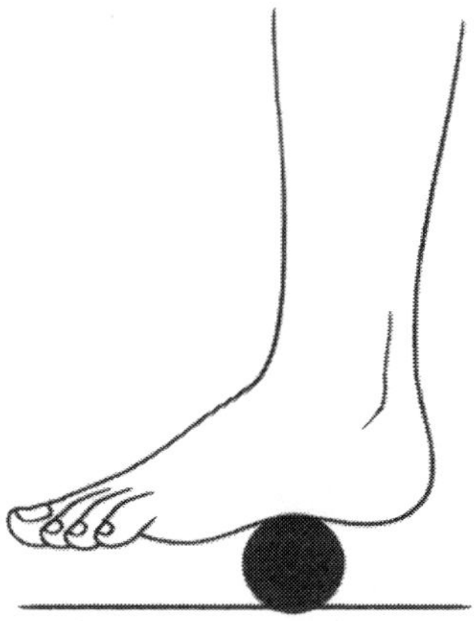

4. FASZIEN-FLOSSING (HÄNDE ODER FÜßE)

Lege eine kleine Kugel unter deinen Fuß oder deine Handfläche.

Bewege sie langsam in kleinen Kreisen – bleibe aufmerksam.

Diese Übung stimuliert fasziale Nervenbahnen und löst festgesetzte Spannungen, die den ganzen Körper beeinflussen.

Letzter Tipp:

Mach langsam. Faszien sprechen nicht auf Hektik an, sondern auf Achtsamkeit.

Du dehnst nicht nur – du gibst deinem Körper die Botschaft:

„Es ist okay, loszulassen.“

SCHRITT 4 – Selbstbehandlung: Faszien gezielt lösen, Zone für Zone

ZONE 1 – Nacken & Schultern: Spannung im Trapezmuskel lösen

Der Nacken- und Schulterbereich ist der klassische Sammelort für Stress im Körper. Ob durch schlechte Haltung, stundenlanges Sitzen am Bildschirm oder emotionale Belastung – diese Zone speichert Spannung wie ein Schraubstock. Die folgenden Techniken helfen, Blockaden zu lösen, die Beweglichkeit zurückzubringen und das Nervensystem zu beruhigen.

Wichtige Triggerpunkte in dieser Zone:

- Oberer Trapezmuskel (Schulterdach)
- Musculus levator scapulae (Übergang von Hals zur Schulter)
- Subokzipitalmuskeln (am Schädelansatz)

SELBSTBEHANDLUNG 1: TRAPEZ-DRUCK & KOPFNEIGUNG

Hilfsmittel: Massageball oder Finger

Position: Sitzend oder stehend

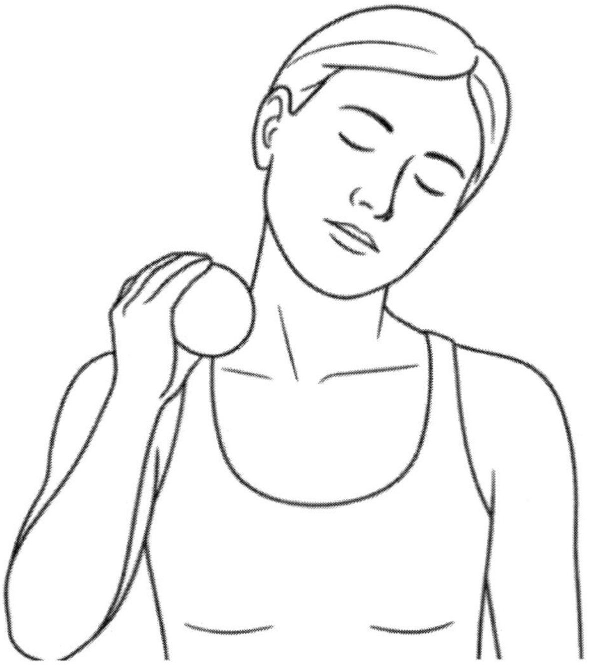

Anleitung:

1. Lege den Ball oder deine Finger auf die obere Schulter – genau dort, wo es am meisten verspannt ist.
2. Neige den Kopf leicht zur gegenüberliegenden Seite.
3. Atme tief ein und aus und halte die Position für 30–45 Sekunden.
4. Optional: leichte Schulterkreise hinzufügen.

Zielbereich: oberer Trapezmuskel

⏱ Empfehlung: 2–3× täglich, besonders an bildschirmintensiven Tagen

SELBSTBEHANDLUNG 2: WANDDRUCK FÜR DEN LEVATOR SCAPULAE

Hilfsmittel: Kleine Massagekugel

Position: Stehend an einer Wand

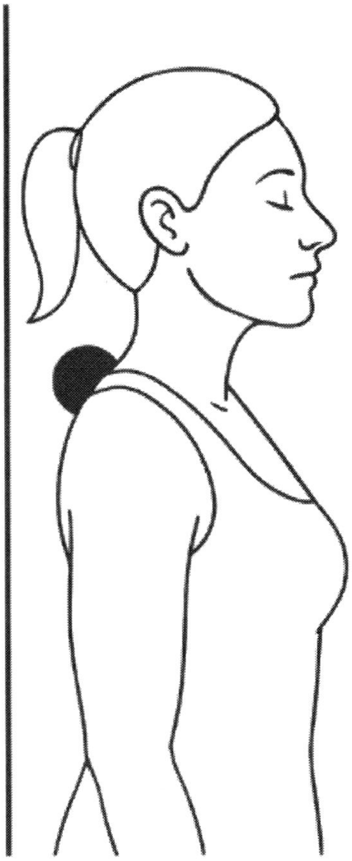

Anleitung:

1. Positioniere die Kugel im oberen, inneren Bereich des Schulterblatts – knapp unterhalb des Nackens.
2. Lehne dich sanft gegen die Wand, um Druck auszuüben.
3. Senke leicht das Kinn und drehe den Kopf zur gegenüberliegenden Achsel.
4. Halte den Druck 30–60 Sekunden lang bei tiefer Atmung.

Zielbereich: Levator scapulae

⏱ Empfehlung: 1–2× täglich oder abends zur Entspannung

SELBSTBEHANDLUNG 3: SUBOKZIPITAL-HALTEPOSITION (SCHÄDELBASIS)

Hilfsmittel: Zwei Tennisbälle in einer Socke oder spezielles Faszienwerkzeug
Position: Liegend auf Matte oder Bett

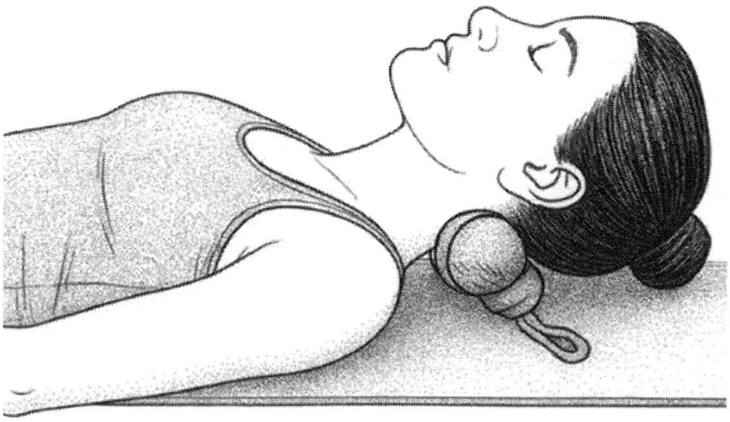

Anleitung:

1. Lege die Bälle unter den Hinterkopf – nicht auf den Nacken.
2. Lass den Kopf ganz entspannt ruhen.
3. Schließe die Augen und atme ruhig und gleichmäßig.
4. Kleine seitliche Mikrobewegungen können helfen, die Spannung sanft zu lösen.

Zielbereich: Subokzipitalmuskeln (häufig beteiligt bei Spannungskopfschmerzen & Augenbelastung)

⏱ Empfehlung: 2 Minuten für eine tiefgehende Entlastung

Warum diese Techniken wirken:

- Die Lösung des Trapezmuskels verbessert die Schulterbeweglichkeit und reduziert Spannung
- Subokzipitale Entspannung beruhigt den Vagusnerv und unterstützt Schlaf & Stressabbau
- Nackenlösungen helfen, die Kopfhaltung zu verbessern – was sich positiv auf Rücken, Kiefer und Haltung auswirkt

Bonusdehnung: Ohr-zur-Schulter-Stretch

Nach den Übungen: Setze dich aufrecht hin.

Lass ein Ohr sanft zur Schulter sinken.

Halte die Dehnung für 20–30 Sekunden.

Dann wechsle die Seite.

ZONE 2 – Oberer Rücken & Trapezmuskel: Das Spannungsdreieck lösen

Der obere Rücken und der Trapezbereich sind klassische Zonen, in denen sich der Stress des modernen Lebens festsetzt – sei es durch Bildschirmarbeit, schwere Taschen, schlechte Haltung oder das ständige „Schultern hochziehen".

Diese Muskeln sind oft verspannt, überlastet und empfindlich, was sich negativ auf Atmung, Stimmung und Wirbelsäulenausrichtung auswirkt.

Wichtige Triggerpunkte:

- Oberer Trapezmuskel (Schulterdach)
- Mittlerer Trapezmuskel (zwischen den Schulterblättern)
- Rautenmuskel (Rhomboideus, zwischen den Schulterblättern)

SELBSTBEHANDLUNG 1: WAND-ROLLMASSAGE (MITTLERER TRAPEZ & RAUTENMUSKEL)

Hilfsmittel: Faszien- oder Lacrosseball

Position: Stehend, mit dem Rücken zur Wand

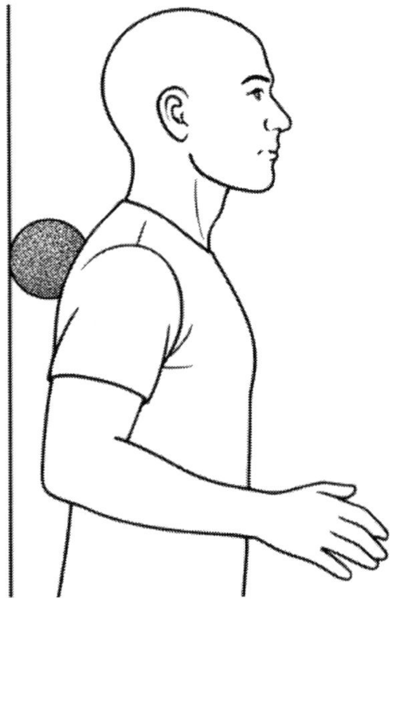

Anleitung:

1. Lege die Kugel zwischen Schulterblatt und Wirbelsäule.

2. Lehne dich an die Wand und rolle langsam auf und ab oder seitlich.

3. Wenn du eine empfindliche Stelle erreichst, halte inne und atme tief für 30 Sekunden.

4. Wiederhole auf beiden Seiten.

Ziel: Rautenmuskel, mittlerer Trapezmuskel

⏱ 1–2 Minuten pro Seite, täglich

SELBSTBEHANDLUNG 2: UMARMUNG & DEHNUNG

Hilfsmittel: Nur deine Arme

Position: Sitzend oder stehend

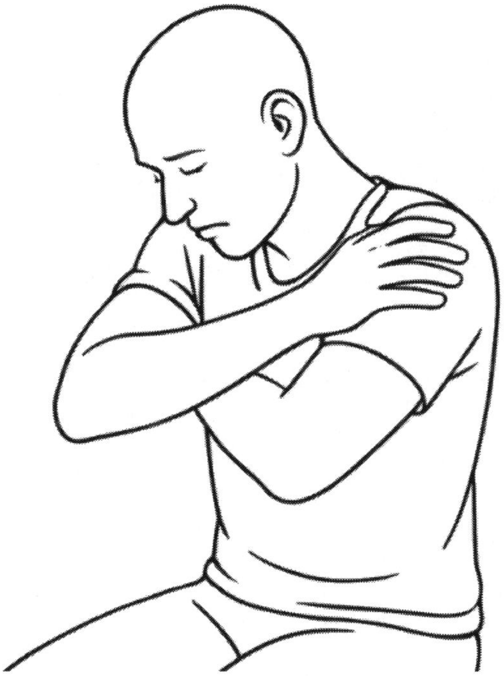

Anleitung:

1. Umarme dich selbst, indem du einen Arm über den anderen legst.
2. Neige den Kopf leicht nach vorn.
3. Atme tief ein und aus und halte die Position 30–60 Sekunden.
4. Wechsle die Armposition und wiederhole.

Sanfte Entspannung zwischen den Schulterblättern

⏱ Ideal für Pausen am Schreibtisch

SELBSTBEHANDLUNG 3: BRUSTWIRBELSÄULENMOBILISATION MIT FASZIENROLLE

Hilfsmittel: Foam Roller (Faszienrolle) **Position:** Liegend, Knie gebeugt

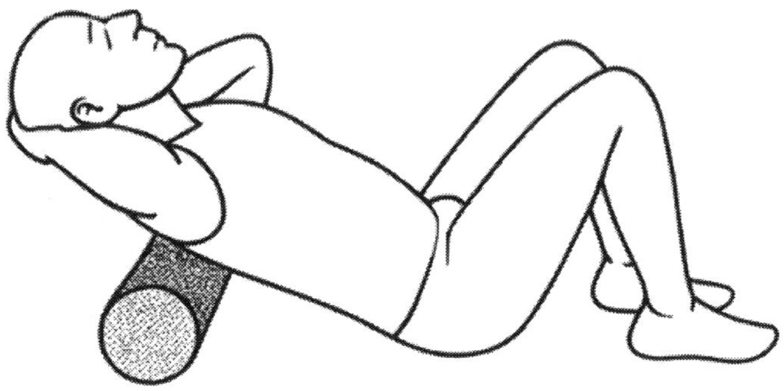

Anleitung:

1. Platziere die Rolle quer unter dem oberen Rücken (Brustwirbelsäule).
2. Unterstütze den Kopf mit den Händen, Ellbogen nach vorn.
3. Lehne dich langsam über die Rolle zurück, halte 5 Sekunden und kehre zurück.
4. Wiederhole 5–8 Mal.

Ziel: Steife Brustwirbelsäule, Haltung und Atmung verbessern

⏱ 2–3 Mal pro Woche

Warum es wirkt:

- Spannungen im oberen Rücken zu lösen reduziert Spannungskopfschmerzen, verbessert die Haltung und fördert die Schulterbeweglichkeit
- Mittlerer Trapez und Rautenmuskel verspannen oft als Ausgleich für schwache Haltungsmuskeln
- Brustwirbelsäulenmobilisation wirkt gezielt gegen Rundrücken und „Technik-Nacken"

Bonusübung: Schulterblätter zusammenziehen

Setze oder stelle dich aufrecht hin.

Ziehe die Schulterblätter bewusst zusammen und leicht nach unten.

Halte 5 Sekunden.

Wiederhole 10×.

ZONE 3 – Lendenwirbelsäule & Gesäß: Aktiviere dein Kraftzentrum

Der untere Rücken und die Gesäßmuskulatur bilden das Fundament deiner Stabilität. Wenn sie verspannt oder überlastet sind, wirkt sich das auf den ganzen Körper aus – von den Hüften bis zu den Füßen.

Diese Zone ist oft die stille Ursache für Ischiasschmerzen, Lendensteifheit und Haltungsschwächen. Ihre Entlastung kann große Veränderungen bringen – bei Schmerzen, Energie und Beweglichkeit.

Wichtige Triggerpunkte:

- Quadratus lumborum (tiefer Rückenmuskel)
- Gluteus medius (seitliche Hüfte)
- Gluteus minimus (seitlich und hinten im Gesäß)
- Piriformis (tief im Gesäß, kann Ischiassymptome verursachen)

SELBSTBEHANDLUNG 1: BALL AUF QL – WAND ODER BODEN

Hilfsmittel: Massageball oder Erdnussball

Position: Liegend am Boden oder stehend an der Wand

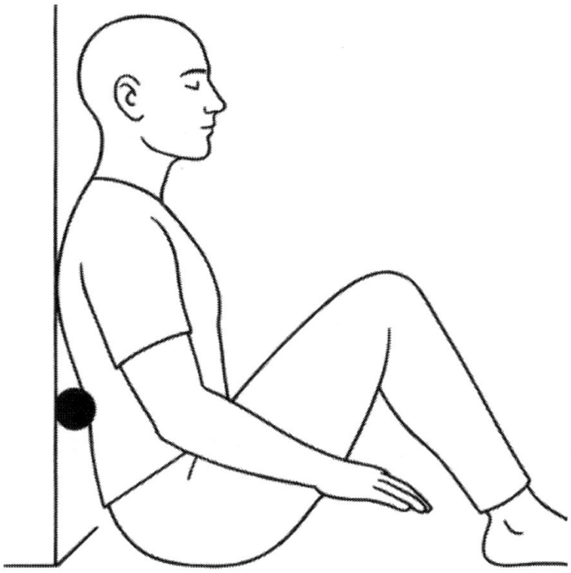

Anleitung:

1. Platziere den Ball knapp oberhalb des Hüftknochens, etwas seitlich neben der Wirbelsäule.
2. Lehn dich langsam hinein und atme tief.
3. Halte 30 Sekunden oder mache kleine Kreisbewegungen.
4. Wiederhole auf der anderen Seite.

Ziel: Quadratus lumborum – häufige Ursache für Rückenschmerzen und Hüftverspannungen

⏱ Täglich, besonders nach langem Sitzen oder Heben

SELBSTBEHANDLUNG 2: GESÄẞMASSAGE MIT BALL ODER ROLLE

Hilfsmittel: Massageball oder Faszienrolle **Position:** Sitzend auf dem Boden

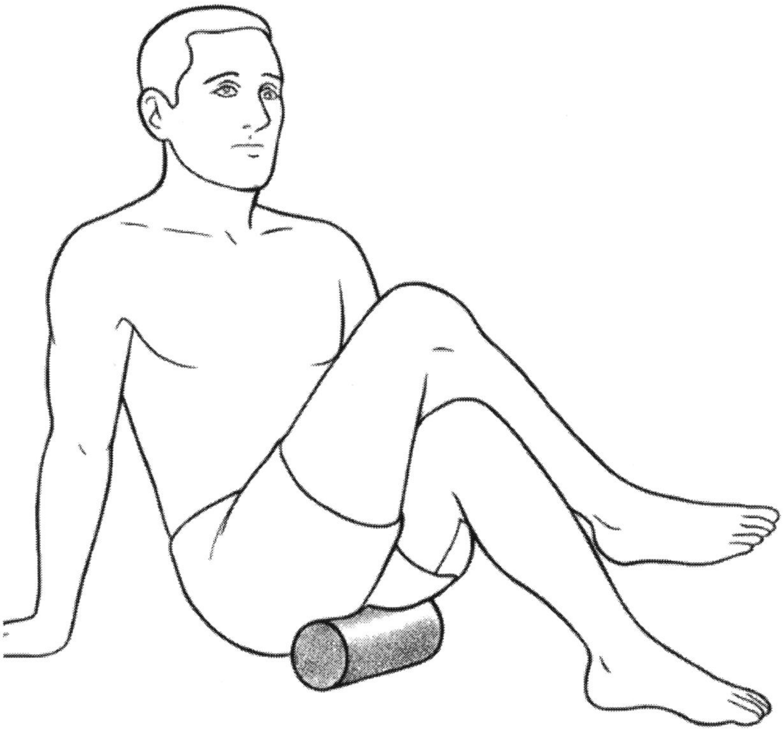

Anleitung:

1. Setze dich auf den Ball/die Rolle, ein Fuß über dem gegenüberliegenden Knie.
2. Lehne dich leicht zur Seite der übergeschlagenen Beinseite.
3. Rolle langsam, bis du einen empfindlichen Punkt findest.
4. Halte oder massiere sanft 30–60 Sekunden.

Ziel: Gluteus medius & minimus – Schmerzen in Hüfte, unterem Rücken, Oberschenkelaußenseite

⏱ 2–3 Mal pro Woche oder nach Bewegung

SELBSTBEHANDLUNG 3: DRUCK AUF DEN PIRIFORMIS

Hilfsmittel: Massageball

Position: Liegend am Boden

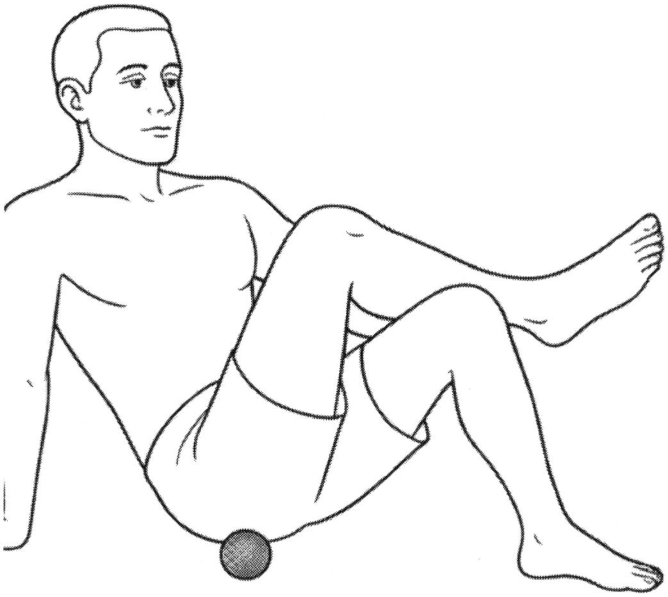

Anleitung:

1. Lege den Ball unter die Gesäßmitte, nahe dem Kreuzbein.
2. Bewege das Becken leicht seitlich hin und her.
3. Wenn du einen „elektrisierenden" Punkt triffst, bleib dort und atme ruhig.
4. Der Schmerz kann ins Bein ausstrahlen (Ischiasmuster).

Ziel: Piriformis – wichtig zur Linderung von Ischiasschmerzen

⏱ 3–4× pro Woche bei chronischer Verspannung

Warum es wirkt:

- QL und Gesäßmuskeln stabilisieren – wenn sie verspannt sind, geraten Ober- und Unterkörper aus dem Gleichgewicht
- Ihre Entlastung löst das Becken, entlastet die Wirbelsäule und mindert Nervendruck
- Diese Techniken bringen oft den entscheidenden Durchbruch bei Ischiasschmerzen und hartnäckiger Lendensteifigkeit

Bonusübung: Knie-zur-Brust-Schaukel

Lege dich auf den Rücken und ziehe beide Knie zur Brust.

Schaukle sanft von Seite zu Seite für 30 Sekunden.

Das entspannt den unteren Rücken und massiert die Muskulatur von innen.

ZONE 4 – Hüften & Beine: Aktiviere dein Fundament

Die Hüften und Beine sind deine Kraftwerke und Stoßdämpfer. Wenn sie verspannt, schwach oder überlastet sind, ziehen sie deine Körperhaltung aus dem Gleichgewicht – mit möglichen Folgen von Knieschmerzen bis hin zu Rücken- oder Fußbeschwerden.

Die Selbstbehandlung dieser Bereiche bringt mehr Beweglichkeit, Stabilität und Kraft zurück.

Wichtige Triggerpunkte in dieser Zone:

- ✓ Tensor fasciae latae (TFL) – äußere Hüfte
- ✓ Iliotibialband (IT-Band) – Außenseite des Oberschenkels
- ✓ Hamstrings – Rückseite des Oberschenkels
- ✓ Quadrizeps – Vorderseite des Oberschenkels
- ✓ Adduktoren – Innenseite des Oberschenkels
- ✓ Wadenmuskulatur (Gastrocnemius & Soleus)

SELBSTBEHANDLUNG 1: ROLLMASSAGE AUF TFL / AUßERE HÜFTE

Hilfsmittel: Faszienball oder -rolle

Position: Seitlich liegend

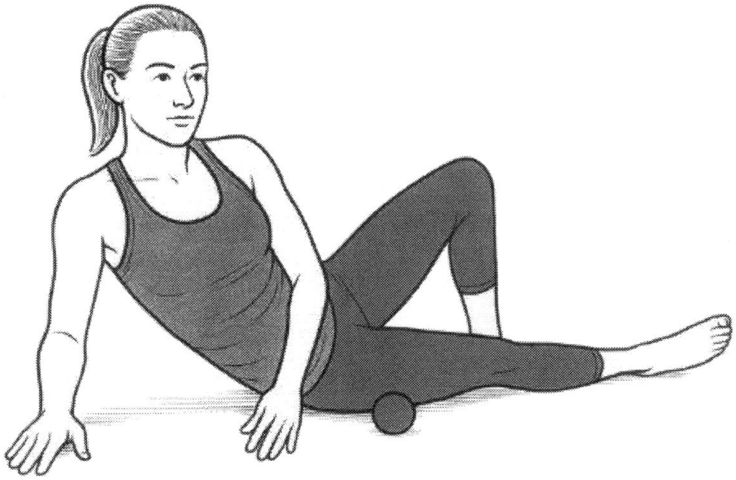

Anleitung:

1. Lege dich auf die Seite und platziere den Ball oder die Rolle unter der vorderen, äußeren Hüftregion (TFL).
2. Stütze dich auf deinem Ellenbogen ab.
3. Rolle langsam einige Zentimeter vor und zurück.
4. Verweile auf verspannten Stellen und atme tief durch.

Ziel: TFL – unterstützt die Ausrichtung von Hüfte und Knie

⏱ 30–60 Sek. pro Seite, besonders nach Gehen oder Joggen

SELBSTBEHANDLUNG 2: IT-BAND-GLEITMASSAGE

Hilfsmittel: Faszienrolle

Position: Seitstütz mit Rolle unter dem Bein

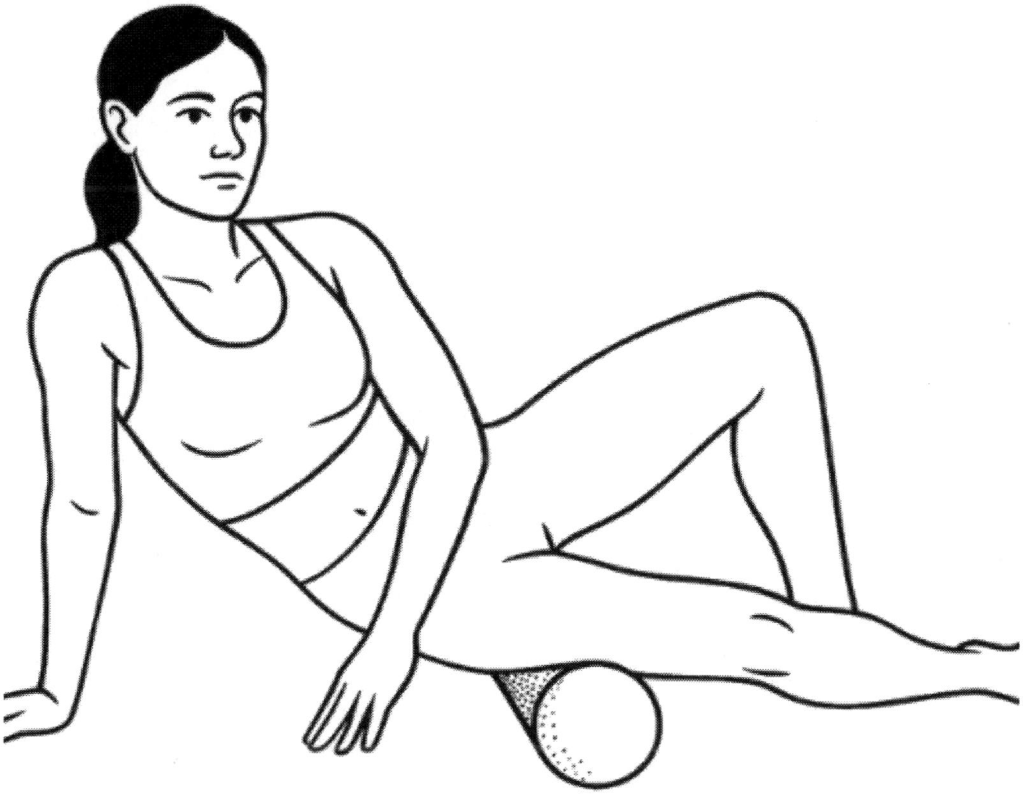

Anleitung:

1. Lege dich seitlich mit der Rolle unter dem äußeren Oberschenkel.
2. Entweder beide Beine übereinander oder das obere Bein aufgestellt zur Stabilisation.
3. Rolle vom oberen Oberschenkel bis knapp oberhalb des Knies.
4. Vermeide Druck direkt auf das Kniegelenk.

Ziel: IT-Band – Verspannungen hier beeinflussen Hüfte, Knie und Sprunggelenk

⏱ 60–90 Sek. pro Seite, 3× pro Woche

SELBSTBEHANDLUNG 3: HAMSTRING-DRUCK IM SITZEN

Hilfsmittel: Ball auf Stuhl oder Bank

Position: Sitzend

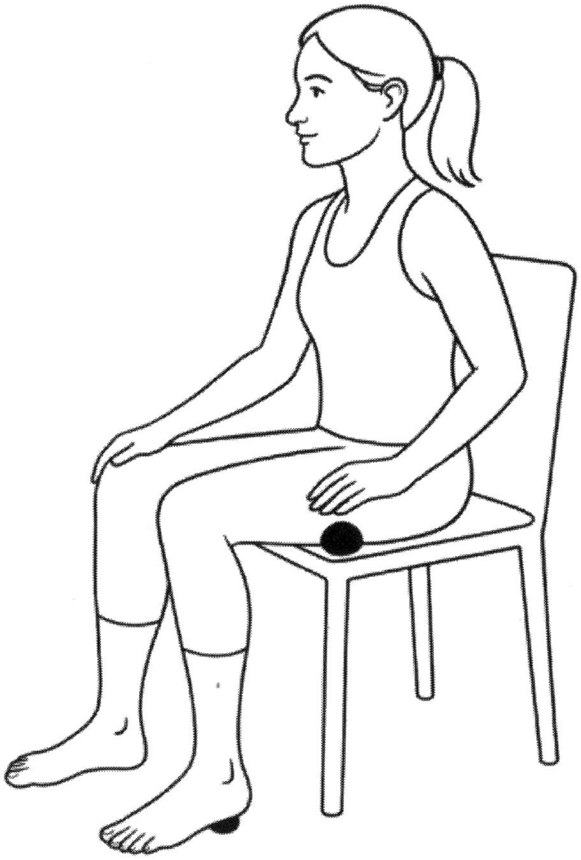

Anleitung:

1. Setze dich auf einen Stuhl und platziere den Ball unter deinem Oberschenkelrücken.
2. Verlagere vorsichtig dein Gewicht auf den Ball.
3. Strecke und beuge das Bein langsam.
4. Wiederhole das an verschiedenen Stellen des hinteren Oberschenkels.

Ziel: Hamstrings – beeinflussen Beckenstellung und unteren Rücken

⏱ Täglich bei verkürzten oder angespannten Beinen

SELBSTBEHANDLUNG 4: WADEN-DRUCK & FUẞBEWEGUNG

Hilfsmittel: Ball oder Rolle

Position: Sitzend oder auf dem Boden

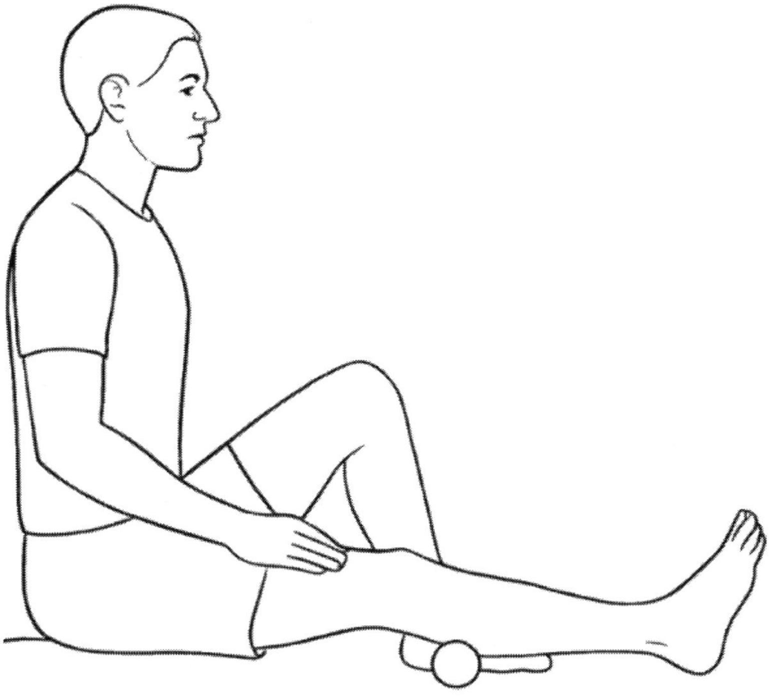

Anleitung:

1. Platziere den Ball unter deinem Wadenmuskel.
2. Drücke mit dem Bein selbst oder mit den Händen.
3. Bewege den Fuß langsam auf und ab.
4. Rolle entlang der Wade und finde verspannte Punkte.

Ziel: Soleus & Gastrocnemius – verbessert Sprunggelenksmobilität und entlastet die Plantarfaszie

⏱ 2–3× pro Woche oder nach dem Training/Spaziergang

Warum es wirkt:

- ✓ Gelöste Hüften bringen Bewegungsfreiheit in alle Richtungen
- ✓ Verspannte Waden können Schmerzen bis in Knie und Füße verursachen
- ✓ TFL & IT-Band werden oft fälschlich für Gelenkprobleme gehalten – hier wird die Ursache behandelt

Bonusübung: Ausfallschritt + Atmung

Gehe in einen tiefen Ausfallschritt, hinteres Knie am Boden.

Hebe die Arme über den Kopf. Atme ein, dehne den Brustkorb.

Atme aus, entspanne die Hüfte.

Halte 30 Sekunden pro Seite.

ZONE 5 – Hände, Füße & Kiefer: Die verborgenen Stresszonen

Diese Bereiche sind zwar klein, aber voller Spannung. Die Hände klammern sich an den Stress. Die Füße tragen den ganzen Körper. Und der Kiefer? Dort stauen sich unausgesprochene Sorgen.

Wenn du diese Zonen löst, unterstützt du dein Gleichgewicht, deine Entspannung und den Energiefluss im gesamten Körper.

Wichtige Triggerpunkte in dieser Zone:

- ✓ Thenar & Hypothenar (Daumen- & Kleinfingerballen)
- ✓ Plantarfaszie (Fußsohle)
- ✓ Masseter & Temporalis (Kiefermuskeln)
- ✓ Unterarmbeuger
- ✓ Innere Fußmuskulatur

SELBSTBEHANDLUNG 1: HANDFLÄCHEN-ROLLMASSAGE

Hilfsmittel: Massageball oder Gummiball

Position: Sitzend an einem Tisch

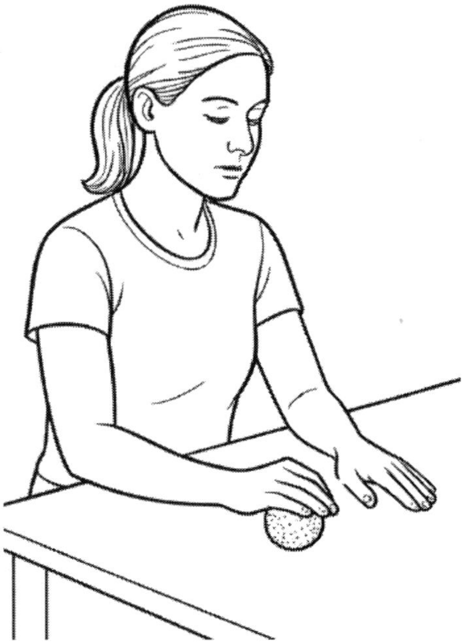

Anleitung:

1. Lege die Handfläche auf die Kugel.
2. Rolle langsam in kleinen Kreisen vom Daumen zum kleinen Finger.
3. Konzentriere dich auf empfindliche Stellen an der Fingerwurzel oder am Handgelenk.
4. 30 Sekunden pro Hand.

Ziel: Handbeuger – verbessert Griffkraft, lindert Handgelenkschmerzen

⏱ Vor oder nach Computerarbeit

SELBSTBEHANDLUNG 2: FUßFASZIE AKTIVIEREN

Hilfsmittel: Massage- oder Igelball

Position: Sitzend oder stehend

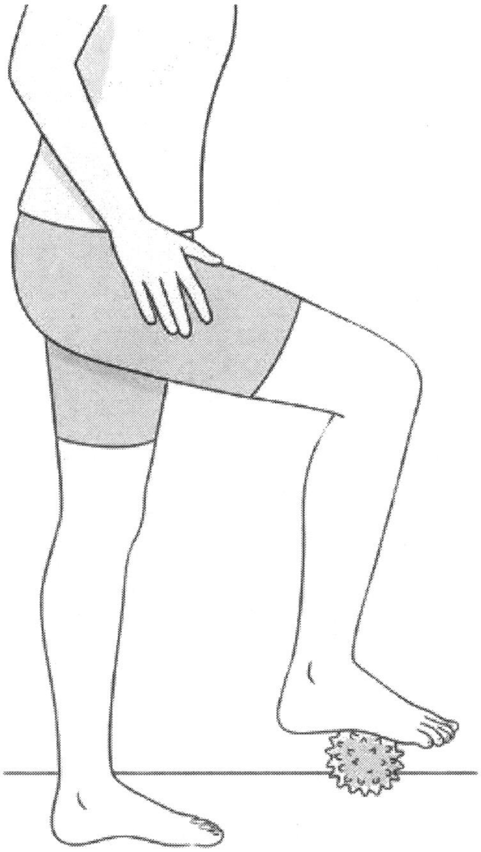

Anleitung:

1. Lege den Ball unter deine Fußsohle.
2. Rolle langsam von der Ferse bis zu den Zehen und mache kleine Kreise.
3. Drücke bei Verspannungspunkten gezielt und atme ruhig.

Ziel: Plantarfaszie – beeinflusst Haltung und Knieführung

⏱ 1–2 Minuten pro Fuß, täglich

SELBSTBEHANDLUNG 3: KIEFERPUNKT-RESET

Hilfsmittel: Finger oder weiches Massagewerkzeug

Position: Entspannt sitzen

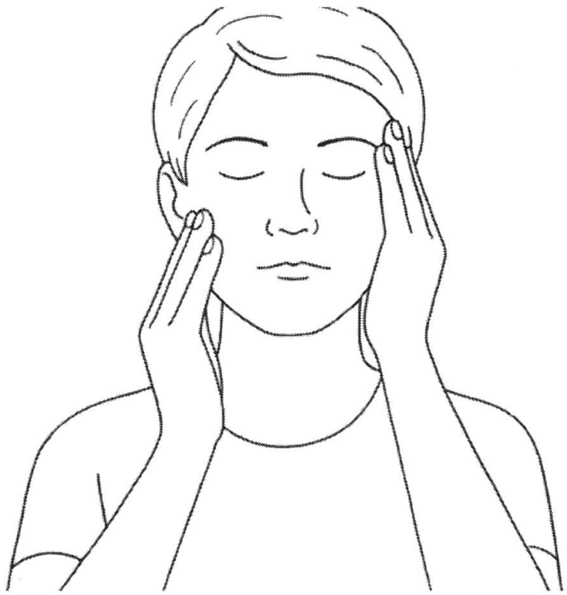

Anleitung:

1. Drücke mit den Fingerspitzen auf den Masseter (seitlich der Wange).
2. Öffne und schließe langsam den Mund bei gleichzeitiger Druckhaltung.
3. Arbeite dich zu den Schläfen (Temporalis) hoch und wiederhole.
4. Atme ruhig, lass den Kiefer locker.

Ziel: Kieferverspannungen – oft mit Kopf-, Nacken- und Stresssymptomen verbunden

⏱ Besonders hilfreich abends oder nach viel Reden/Zähnepressen

Warum es wirkt:

Verspannungen in den Händen wirken bis in Schultern und Nacken

Fußspannungen übertragen sich über die gesamte Körperkette

Der Kiefer steht in enger Verbindung mit dem Nervensystem und beeinflusst Schlaf und Stresslevel

Bonusübung: Finger-Fächer-Stretch

Spreize die Finger weit, halte 5 Sekunden.

Lass locker.

Wiederhole 10×.

Hilft bei Durchblutung & Entspannung der Unterarme.

SCHRITT 5 – Reset-Routine: Erstelle deinen täglichen Entspannungsplan

🕒 5-, 10- und 15-Minuten-Routinen für den echten Alltag

Du brauchst keine Stunde. Du brauchst eine kluge, alltagstaugliche Methode, die zu deinem Leben passt – nicht dagegen arbeitet.

Genau das bietet dir dieses Kapitel: einfache, wirksame Übungen zur Schmerzlinderung für Menschen mit begrenzter Zeit.

Ob 5 Minuten vor einem Meeting, 10 Minuten zum Abschalten nach der Arbeit oder 15 Minuten zur tiefen Entspannung vor dem Schlafen – diese Routinen sprechen deine Faszien, Triggerpunkte und dein Nervensystem gleichzeitig an.

Schneller Überblick

Dauer	Ziel	Wann verwenden
5 Min	Körper aktivieren & Spannung lösen	Morgens oder für kurze Pausen
10 Min	Ganzkörper-Reset	Nach Feierabend oder nach dem Sport
15 Min	Tiefenentspannung für Faszien & Nervensystem	Vor dem Schlafen oder an stressigen Tagen

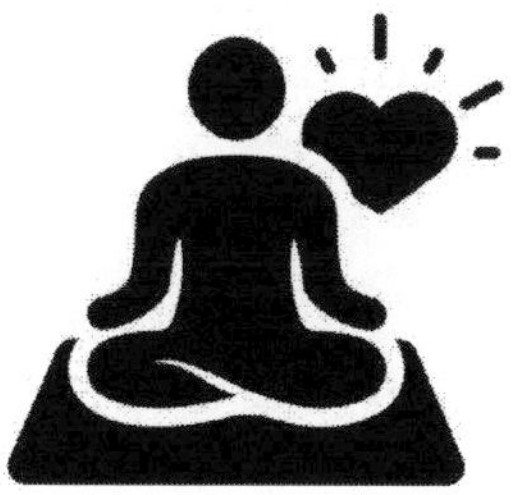

TÄGLICHER 5-MINUTEN-RESET – Schnell & gezielt

Ziel: Faszien aktivieren, Durchblutung anregen, Haltung korrigieren

Ideal für hektische Morgen, Bildschirmpausen oder als kleiner Energie-Boost zwischendurch.

1. HYDRATISIERENDE DREHUNG (1 MINUTE)

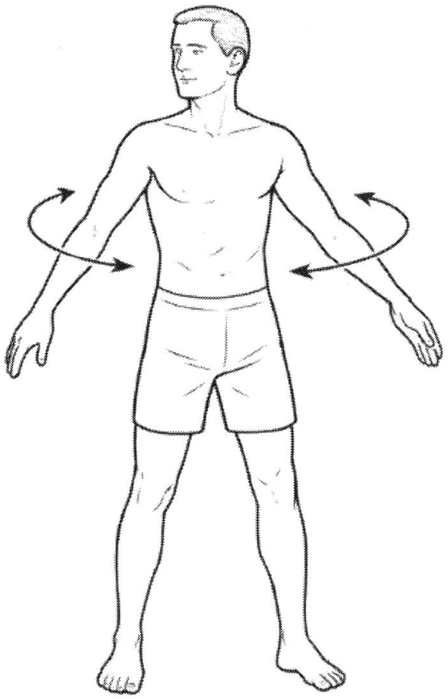

- ✓ Stehe aufrecht, Füße hüftbreit, Knie leicht gebeugt.
- ✓ Lass die Arme locker hängen.
- ✓ Drehe den Oberkörper sanft nach rechts und links, die Arme schwingen frei mit und tippen leicht an die Hüften.
- ✓ Die Bewegung kommt aus Taille und Wirbelsäule – nicht aus den Armen.
- ✓ Atme ruhig weiter und spüre den fließenden Rhythmus.

Diese Übung „wäscht“ Spannungen aus der Wirbelsäule und befeuchtet das Fasziennetz.

2. TRAPEZ-DRUCK & KOPFNEIGUNG (1 MINUTE)

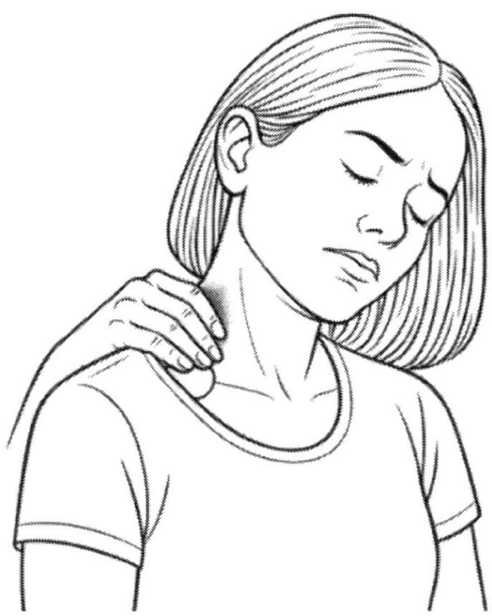

- Lege eine Massagekugel oder deine Finger auf den oberen Teil der Schulter (oberer Trapezmuskel).
- Drücke sanft und neige den Kopf zur gegenüberliegenden Seite.
- Halte 30 Sekunden lang und atme tief ein und aus.
- Wechsel die Seite.

Lockert typische „Tech-Nacken"-Verspannungen und richtet die Schultern neu aus.

3. FUßFASZIE AKTIVIEREN (1 MINUTE)

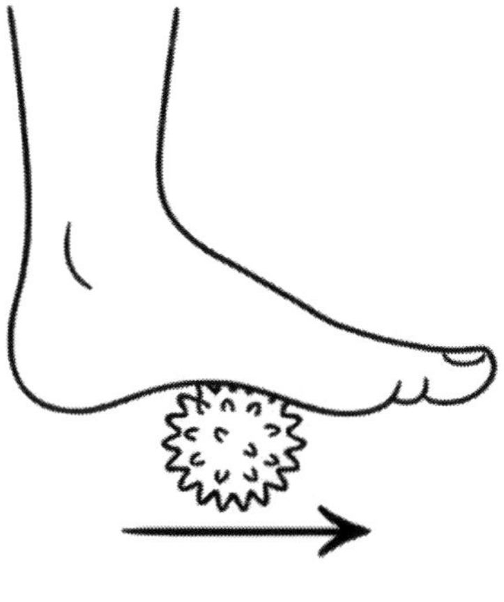

•Stelle dich oder setze dich mit einer Massagekugel unter dem nackten Fuß.
•Rolle vom Fersenbereich zu den Zehen, dann in kleinen Kreisen zur Seite.
•Bleibe kurz auf festen Stellen und atme tief ein.
•Nach 30 Sekunden den Fuß wechseln.

Aktiviert die Plantarfaszie – verbessert Haltung und Stabilität von unten her.

4. HANDFLÄCHEN-ROLLMASSAGE (1 MINUTE)

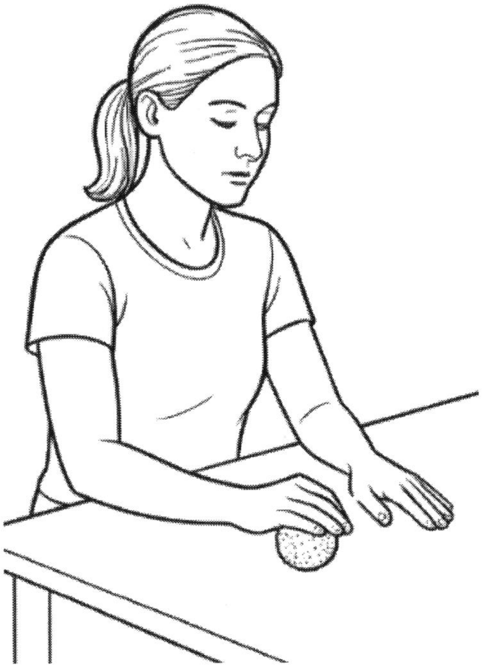

- Setze dich an einen Tisch. Lege eine kleine Kugel unter deine Handfläche.
- Rolle langsam in kleinen Kreisen – vom Daumen bis zum kleinen Finger.
- Konzentriere dich auf empfindliche oder verspannte Stellen.
- Wechsle nach 30 Sekunden die Hand.

Löst Spannung in Handgelenk und Fingern, verbessert die Beweglichkeit.

5. TIEFER ATEM & SEITENSTRETCH (1 MINUTE)

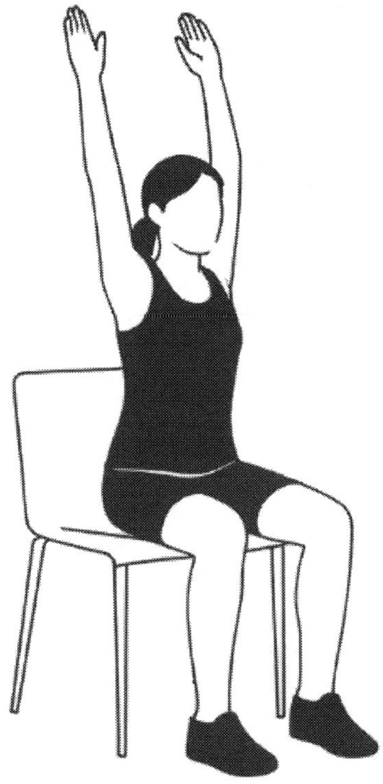

- Setze dich aufrecht oder stehe mit geradem Rücken.
- Atme ein und hebe die Arme über den Kopf, dehne den Brustkorb.
- Atme aus und neige dich sanft zur Seite.
- Wechsle ab und wiederhole die Bewegung für 1 Minute – mit ruhigem, bewussten Atem.

Öffnet die seitlichen Faszien, stimuliert den Vagusnerv und bringt innere Ruhe.

Wann diese Routine ideal ist:

✓Am Morgen zum Aktivieren des Körpers
✓Mittags gegen Müdigkeit und Verspannung
✓Vor stressigen Situationen für Klarheit und Gelassenheit

10-MINUTEN-GANZKÖRPER-RESET – Geerdet & im Gleichgewicht

Ziel: Nervensystem beruhigen, Spannungen abbauen, Bewegungsqualität verbessern.

Ideal nach langen Stunden am Schreibtisch, nach dem Sport oder wenn sich dein Körper fest und blockiert anfühlt.

1. SUBOKZIPITAL-HALTEPOSITION (2 MIN)

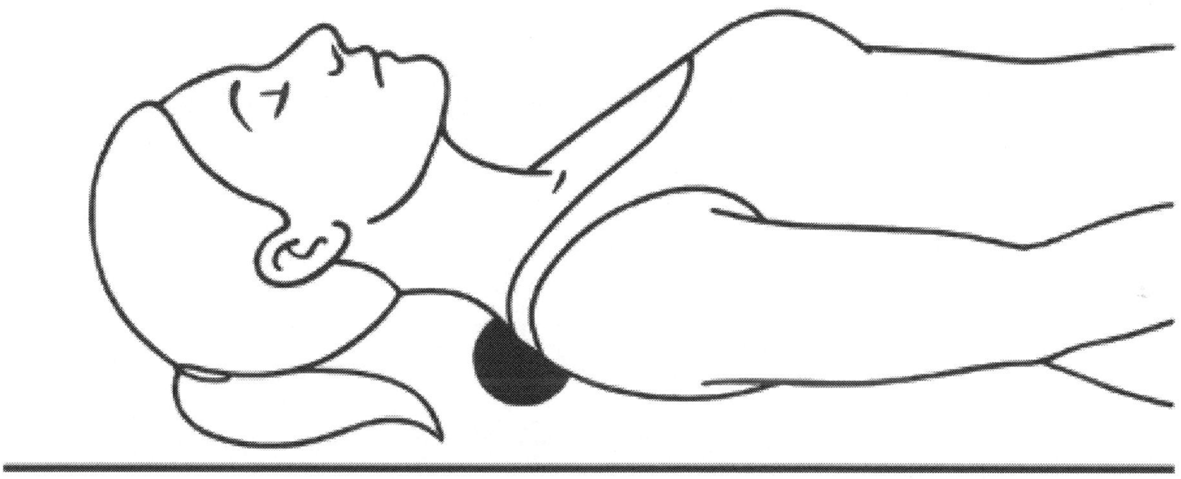

- Lege dich auf den Boden und platziere zwei Tennisbälle in einer Socke oder verwende ein geeignetes Hilfsmittel.
- Positioniere es am Schädelansatz, nicht im Nacken.
- Lass deinen Kopf tief einsinken.
- Bleibe ruhig oder bewege deinen Kopf leicht mit Mini-Bewegungen wie „Ja“ und „Nein“.
- Atme langsam und tief für 2 Minuten.

Lindert Spannungskopfschmerzen, aktiviert den Vagusnerv und verbessert die Kopfhaltung.

2. WANDMASSAGE MIT BALL – ZWISCHEN SCHULTERBLÄTTERN (1 MIN PRO SEITE)

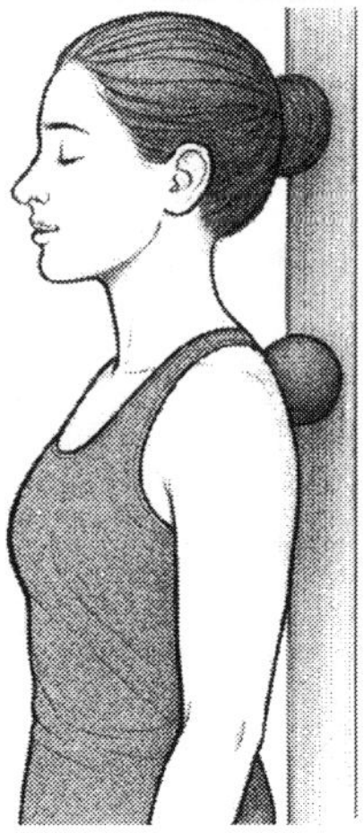

- Stelle dich mit dem Rücken zur Wand, ein Massageball liegt zwischen Schulterblatt und Wirbelsäule.
- Lehn dich an die Wand und rolle langsam hoch, runter und seitlich.
- Verweile auf verspannten Stellen und atme dort ein paar Sekunden.
- Wechsle nach 1 Minute die Seite.

Löst Verspannungen in Trapez und Rhomboideen durch schlechte Haltung oder Stress.

3. DRUCK AUF DEN QUADRATUS LUMBORUM (1 MIN PRO SEITE)

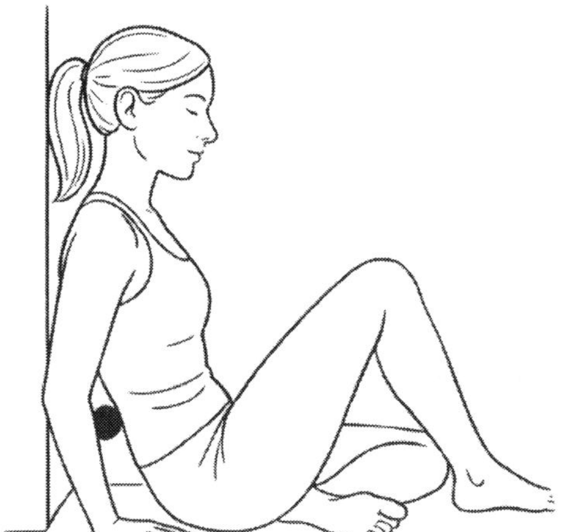

- Lege dich auf den Rücken oder stelle dich hin.
- Positioniere eine Ball leicht oberhalb des Beckenkamms, nahe der Wirbelsäule.
- Lehne dich sanft hinein und atme tief.
- Optional: kleine Beckenkippbewegungen hinzufügen.
- Wiederhole auf der anderen Seite.

Ziel ist der Quadratus Lumborum – oft eine versteckte Ursache für Rückenschmerzen.

4. GESÄß-ROLLMASSAGE (1 MIN PRO SEITE)

- Setze dich auf einen Foam Roller oder Massageball, das eine Bein über das andere geschlagen.
- Verlagere dein Gewicht auf die Seite des gekreuzten Beins.
- Rolle langsam und suche Verspannungspunkte.
- Verweile auf den „empfindlichen" Stellen. Wechsle Seite.

Löst Verspannungen im Gluteus medius/minimus – oft mit Ischiasschmerz verwechselt.

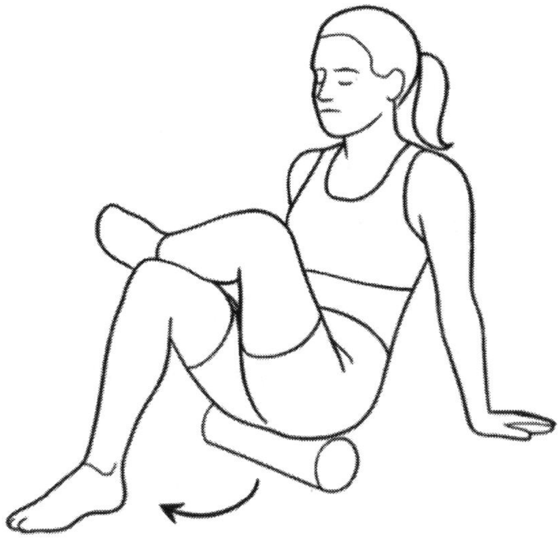

5. WADEN-DRUCK + FUßBEWEGUNG (1 MIN PRO SEITE)

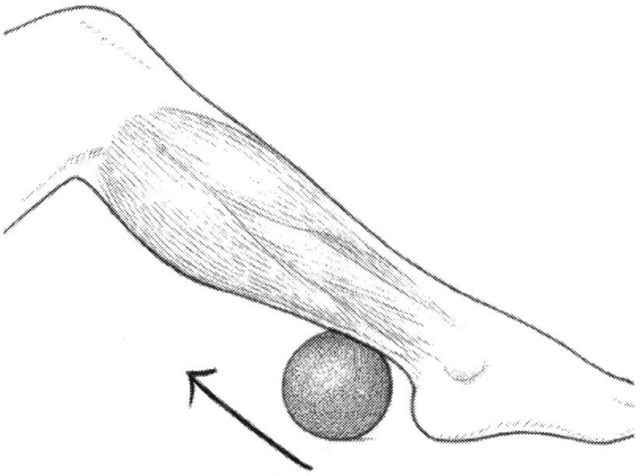

- Setze dich auf den Boden und platziere einen Ball unter deinen Wadenmuskel.
- Drücke mit deinem Körpergewicht oder mit den Händen.
- Bewege deinen Fuß langsam auf und ab.
- Wechsle nach 1 Minute die Seite.

Lockert Soleus und Gastrocnemius – verbessert Fußfunktion und Durchblutung.

Wann anwenden:

- Nach der Arbeit oder Autofahrten
- Nach dem Sport oder Spaziergang
- Bei steifem oder schwerem Rücken
- Als tägliches Entspannungsritual vor dem Abendessen oder Schlafen

15-MINUTEN-TIEFEN-RESET – Faszien & Nervensystem in Einklang

Ziel: Tiefe Entspannung für Körper und Geist.

Ideal am Abend, vor dem Schlafengehen oder nach einem stressigen Tag. Dein innerer Reset-Knopf.

1. BRUSTWIRBEL-ROLLUNG MIT FOAM ROLLER (1 MIN)

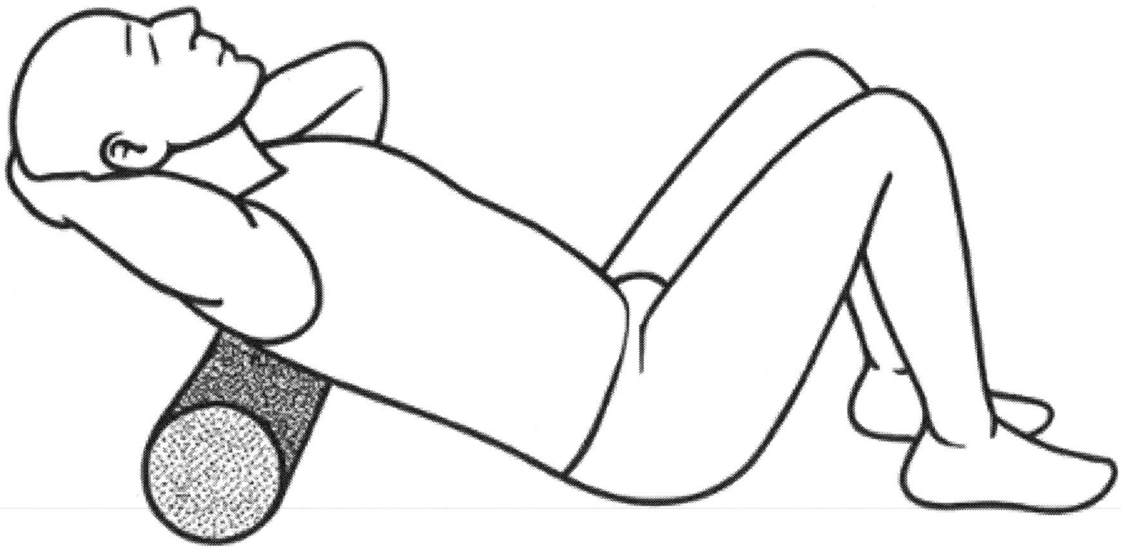

- Lege dich mit einem Foam Roller unter dem oberen Rücken (quer).
- Stütze deinen Kopf mit den Händen, Ellbogen nach vorn.
- Beuge dich langsam über den Roller, einatmen beim Strecken, ausatmen beim Zurückkehren.
- Wiederhole sanft für 1 Minute.

Öffnet den Brustkorb, verbessert die Haltung und löst fasziale Verklebungen durch „Schreibtischhaltung".

2. IT-BAND-ROLLUNG (2 MIN PRO SEITE)

- Lege dich seitlich mit dem Foam Roller unter dem äußeren Oberschenkel.
- Stabilisiere dich ggf. mit dem oberen Bein auf dem Boden.
- Rolle langsam von unterhalb der Hüfte bis knapp oberhalb des Knies.
- Vermeide direkten Druck auf das Knie.
- Wechsle nach 2 Minuten die Seite.

Löst Spannung in der IT-Band und lindert Belastungen an Knie und Hüfte.

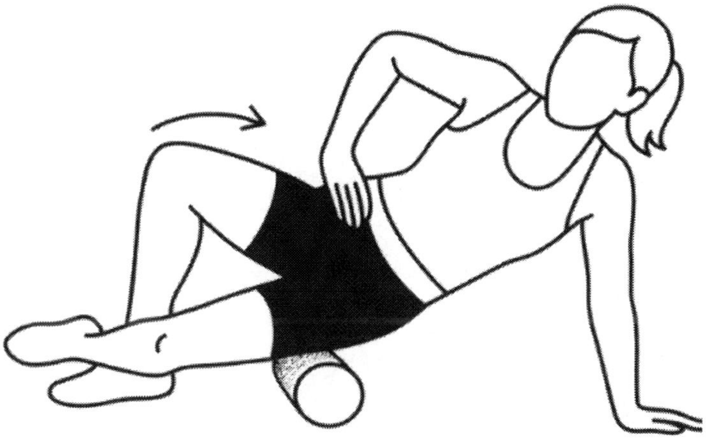

3. PIRIFORMIS-DRUCK (1 MIN PRO SEITE)

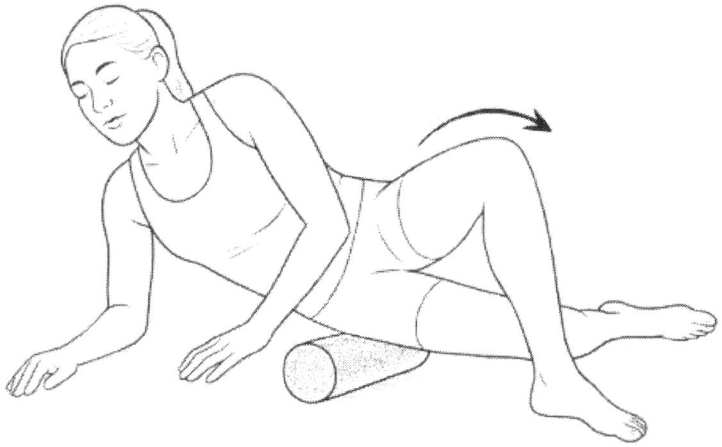

- Setze dich auf eine Massageball, platziere ihn unter der Gesäßmitte (nahe dem Kreuzbein).
- Kreuze ein Bein über das andere.
- Rolle sanft oder bleibe ruhig.
- Wechsel nach 1 Minute die Seite.

Löst Piriformis-Verspannungen – oft der „versteckte Ischias“. Macht das Becken freier.

4. KIEFERPUNKT-RESET (2 MIN)

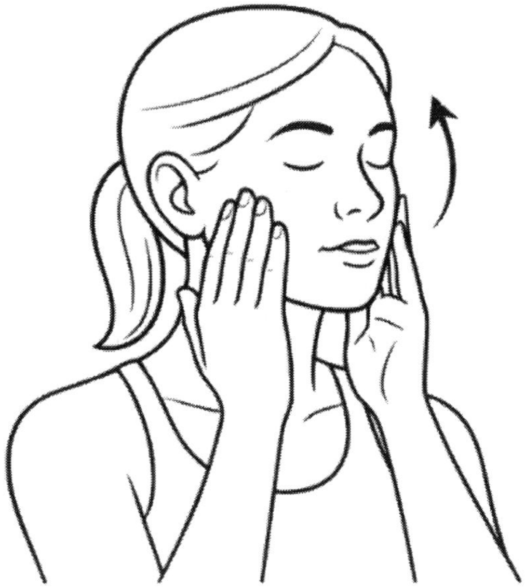

- Verwende deine Fingerkuppen oder ein weiches Tool.
- Drücke sanft auf den Masseter (Wangenbereich), dann zu den Schläfen hoch.
- Atme ruhig und tief.
- Optional: Öffne und schließe langsam den Kiefer dabei.

Löst Kieferpressen, lindert Spannungskopfschmerz und beruhigt Gesichtsnerven.

5. TFL-BALL-ROLLUNG (1 MIN PRO SEITE)

- Lege dich auf die Seite mit dem Ball oder Roller unter der äußeren Vorderseite der Hüfte (TFL).
- Stütze dich auf den Unterarm und rolle leicht vor und zurück.
- Verweile bei Spannungen.
- Nach 1 Minute Seite wechseln.

Lockert tiefe Hüftverspannungen durch langes Sitzen und verbessert die Stabilität.

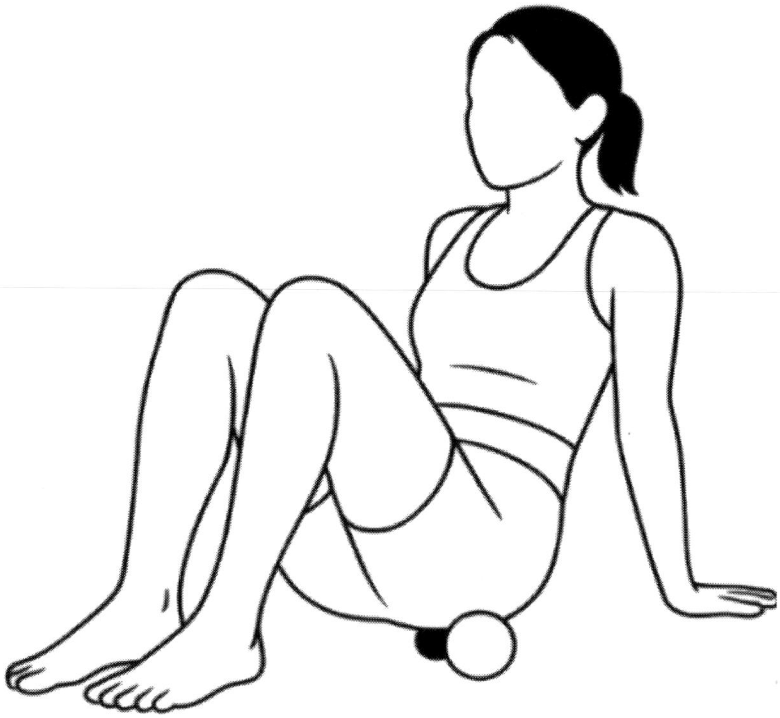

6. VAGUSNERV-ATMUNG (2 MIN)

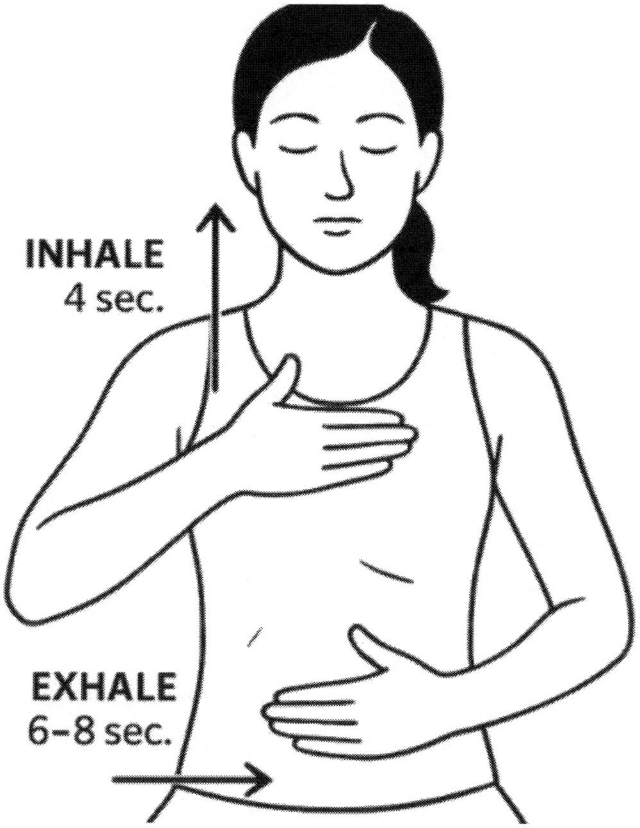

- Setze oder lege dich bequem hin.
- Atme 4 Sekunden durch die Nase ein, halte 2 Sekunden, atme 6–8 Sekunden durch den Mund aus.
- Wiederhole für 2 Minuten.
- Optional: Summen beim Ausatmen ("mmm") zur zusätzlichen Vagus-Stimulation.

Aktiviert den Ruhemodus des Nervensystems – ideal zur Regeneration.

Wann anwenden:

- Vor dem Schlafen für besseren Schlaf
- Nach emotional aufwühlenden Tagen
- Nach Reisen oder Sinnesüberflutung
- Während Phasen mit Schmerzen oder zur Erholung

SCHMERZSPEZIFISCHE ROUTINEN – Gezielte Hilfe, genau wenn du sie brauchst

Jede dieser Sequenzen dauert etwa 7–12 Minuten und kombiniert hocheffektive Selbstmassage-Techniken mit gezielten Übungen zur Regulation des Nervensystems.

Folge einfach den Schritten – und spüre, wie sich dein Körper verändert.

ISCHIAS-ROUTINE – Nerven entlasten, Hüfte befreien

Ziel: Druck vom Ischiasnerv nehmen, verspannte Muskeln (Piriformis, Gesäß, Quadratus lumborum) lockern und die Faszien rund um Hüfte und Beine neu ausrichten.

⏱ **Gesamtdauer:** ca. 10–12 Minuten

Ideal bei Schmerzen, die vom unteren Rücken oder der Hüfte bis ins Bein ausstrahlen, bei Taubheitsgefühlen oder Spannung nach langem Sitzen oder Autofahren.

Tipp: Nach dieser Routine solltest du längeres Sitzen oder Vorbeugen vermeiden. Bleib aufrecht und geh ein paar Schritte – so unterstützt du den Reset-Prozess deines Körpers.

1. PIRIFORMIS-TRIGGERPUNKT – 1 MIN. PRO SEITE

Hilfsmittel: Massageball

Position: Sitzend auf dem Boden

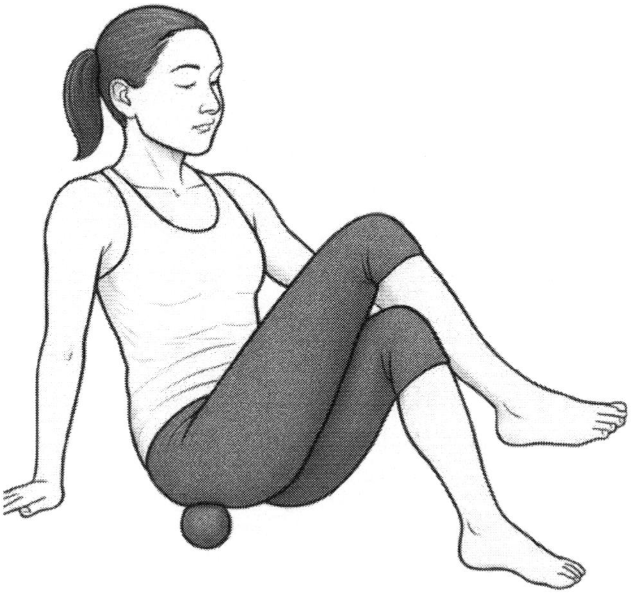

1. Setz dich mit angewinkelten Beinen. Lege die Ball unter eine Gesäßhälfte (nahe dem Kreuzbein).
2. Lege den Knöchel derselben Seite auf das gegenüberliegende Knie.
3. Verlagere dein Gewicht leicht zur Ball-Seite und rolle sanft.
4. Sobald du einen schmerzhaften Punkt findest, halte dort inne und atme tief.
5. Seite wechseln.

Löst den Druck auf den Ischiasnerv, der oft durch einen verspannten Piriformis entsteht.

2. QUADRATUS LUMBORUM-PRESS – 1 MIN. PRO SEITE

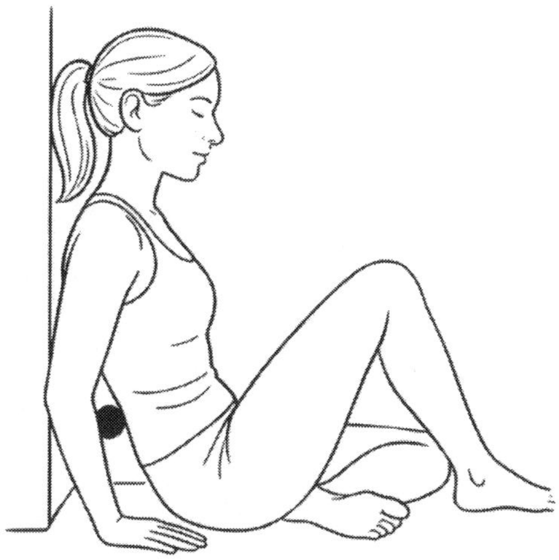

Hilfsmittel: Ball oder Doppelball (Peanut Roller)

Position: Stehend an der Wand oder liegend auf dem Rücken

1. Platziere den Ball knapp über dem Beckenkamm, etwa 5 cm seitlich der Wirbelsäule.
2. Lehne dich mit dem Körpergewicht gegen den Ball (an Wand oder Boden).
3. Atme tief ein oder mache kleine Beckenbewegungen.
4. Seite wechseln.

Der QL ist häufig unbemerkt an Rückenschmerzen und Nervenirritationen beteiligt.

3. GESÄẞ-ROLLMASSAGE – 1 MIN. PRO SEITE

Hilfsmittel: Foam Roller oder Ball

Position: Sitzend, ein Bein über das andere geschlagen

1. Setz dich auf den Roller und lege den Knöchel eines Beins auf das gegenüberliegende Knie.
2. Lehne dich zur betroffenen Gesäßseite und rolle langsam vor und zurück.
3. Halte auf empfindlichen Punkten kurz inne.
4. Seite wechseln.

Lockert den mittleren und kleinen Gesäßmuskel, die bei Fehlhaltungen oft überlastet sind.

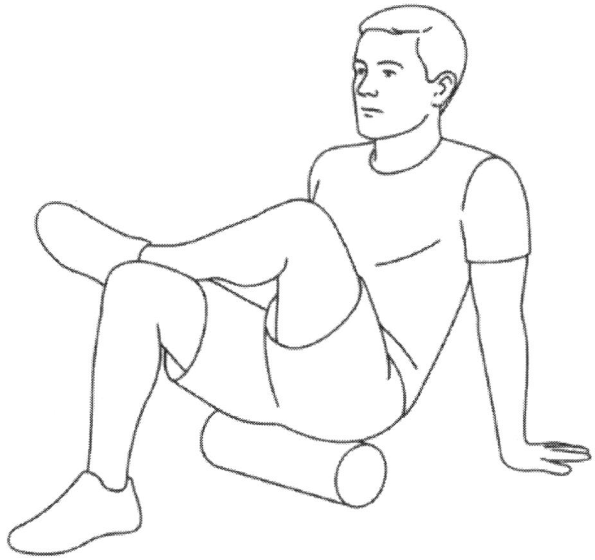

4. RÜCKSEITIGER OBERSCHENKEL – DRUCK MIT BALL – 1 MIN. PRO SEITE

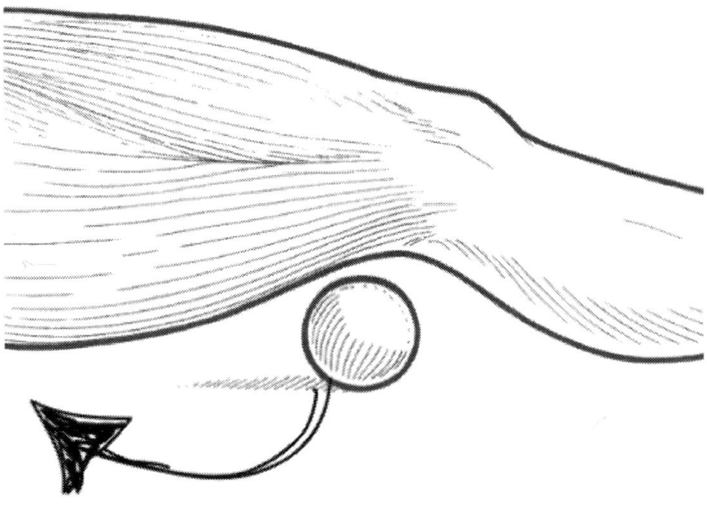

Hilfsmittel: Massageball

Position: Sitzend auf einem Stuhl oder einer Bank

1. Lege den Ball unter die Oberschenkelrückseite (Hamstring).
2. Beuge dich leicht nach vorn, um Druck aufzubauen.
3. Strecke und beuge das Bein langsam.
4. Versetze den Ball auf eine andere Stelle und wiederhole.
5. Seite wechseln.

Löst fasziale Spannungen, die Becken und Knie von unten her aus dem Gleichgewicht bringen.

5. TFL-ROLLMASSAGE – 1 MIN. PRO SEITE

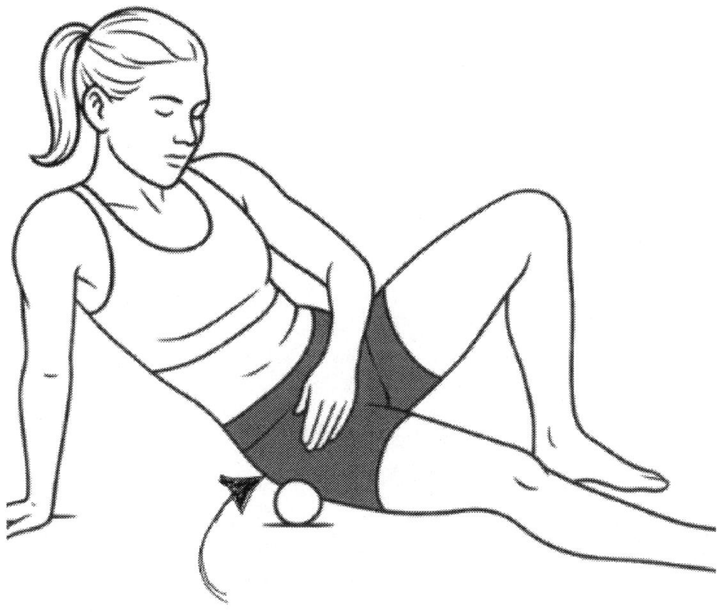

Hilfsmittel: Ball oder Foam Roller

Position: Seitlich liegend

1. Lege den Ball unter den vorderen äußeren Hüftbereich (direkt unterhalb des Beckenkamms).
2. Stütze dich mit dem Ellbogen ab und rolle sanft vor und zurück.
3. Halte bei Verspannungen inne und atme ruhig.
4. Seite wechseln.

Der TFL ist oft überaktiv bei Bewegungsmangel oder schlechter Hüftbeweglichkeit – diese Übung bringt ihn zur Ruhe.

6. WADEN-PRESS & FUẞBEWEGUNG – 1 MIN. PRO SEITE

Hilfsmittel: Ball oder Roller

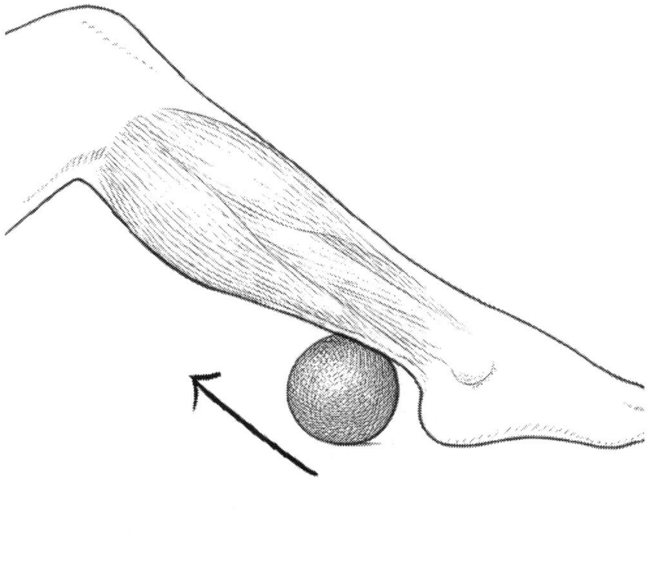

Position: Sitzend am Boden

1. Lege den Ball unter deinen Wadenmuskel.
2. Drücke leicht mit deinem Bein oder leg das andere Bein darüber.
3. Bewege deinen Fuß langsam – auf- und abbewegen.
4. Wechsle den Punkt und später das Bein.

Verbessert den Nervenfluss, die Durchblutung und reduziert fasziale Spannung im Unterschenkel.

7. ZWERCHFELLATMUNG – 2 MINUTEN

Position: Liegend auf dem Rücken, Knie gebeugt

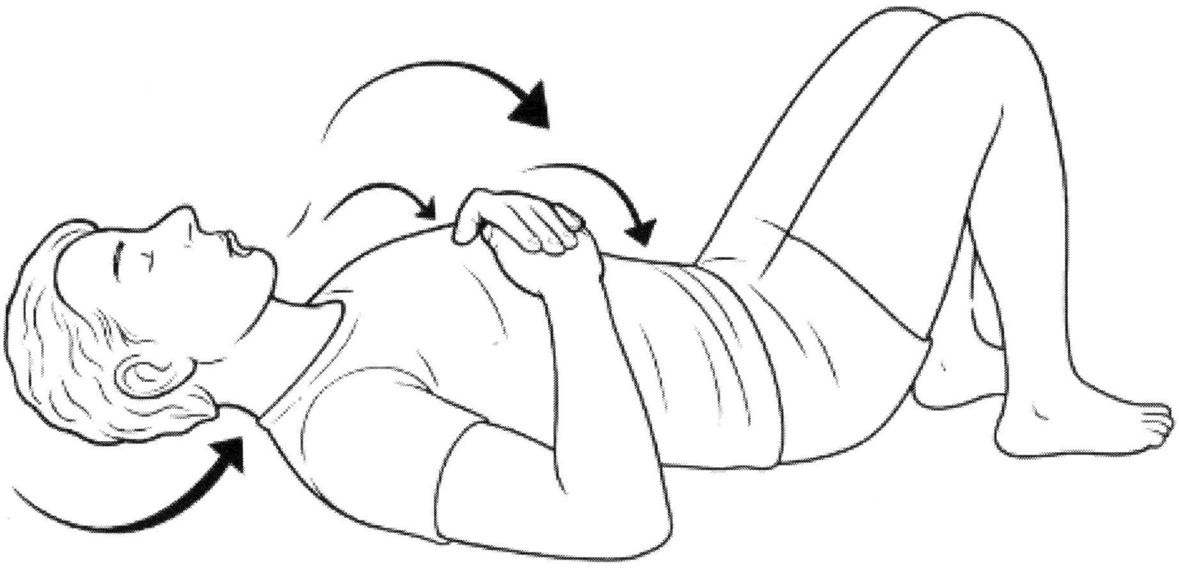

1. Lege eine Hand auf den Bauch, die andere auf die Brust.
2. Atme 4 Sekunden durch die Nase ein – der Bauch hebt sich.
3. Halte den Atem für 2 Sekunden.
4. Atme 6–8 Sekunden durch den Mund aus.
5. Wiederhole für 2 Minuten.

Beruhigt das Nervensystem, senkt die Schmerzempfindlichkeit und aktiviert den Vagusnerv.

Nacken- & Schulter-Entlastungsflow – Tech-Neck Reset

Ziel: Verspannungen an der Schädelbasis, im oberen Trapez und im Schulterheber (Levator scapulae) lösen. Das Nervensystem beruhigen und die Körperhaltung neu ausrichten.

Diese kurze Sequenz richtet sich an alle, die zu viel Zeit vor Bildschirmen verbringen, mit hängenden Schultern sitzen oder unbewusst den Kiefer anspannen. Egal ob Zoom-Müdigkeit oder Druck hinter den Augen – diese 8-Minuten-Routine wirkt wie ein Ausgleich.

TRAPEZ-DRUCK & KOPFNEIGUNG – 1 MIN. PRO SEITE

Hilfsmittel: Finger oder Massageball

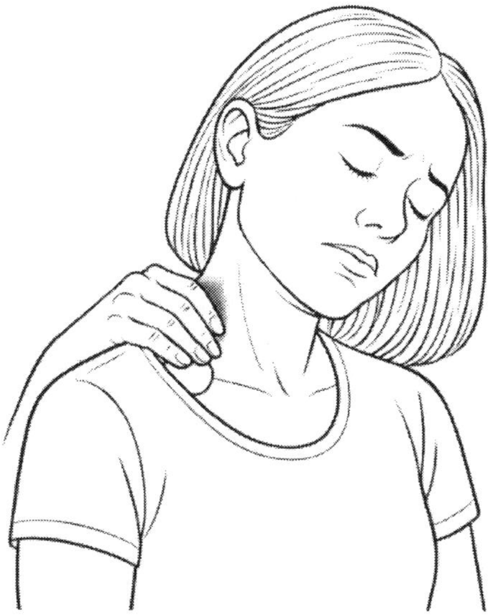

- Finde den verspanntesten Punkt zwischen Hals und Schulter.
- Drücke sanft mit den Fingern oder dem Ball.
- Neige den Kopf leicht zur gegenüberliegenden Seite.
- Atme tief und ruhig.

Löst Spannung, die durch ständiges Hochziehen der Schultern entsteht – oft ausgelöst durch Stress oder Bildschirmarbeit.

WAND-ROLLMASSAGE (OBERER RÜCKEN) – 1 MIN. PRO SEITE

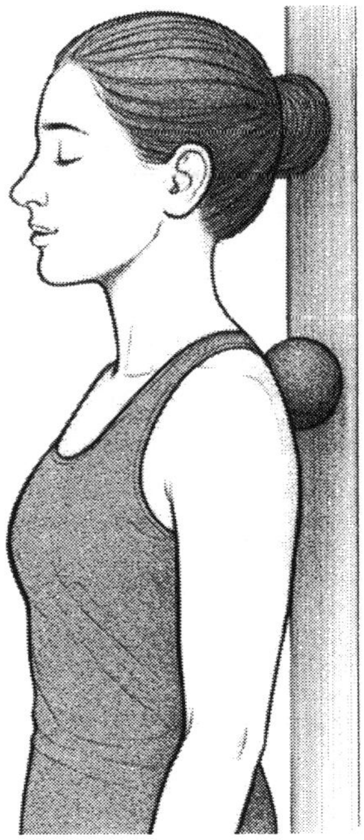

Hilfsmittel: Massage- oder Lacrosseball

- Stelle dich mit dem Rücken zur Wand, die Kugel zwischen Wirbelsäule und Schulterblatt.
- Rolle langsam auf und ab.
- Halte inne, wenn du einen empfindlichen Punkt triffst, und atme tief.

Löst Spannung in Rhomboiden und mittleren Trapezanteilen – hilft gegen Rundrücken und eingeschränkte Schulterbeweglichkeit.

SUBOKZIPITALER ENTLASTUNGSPUNKT – 2 MIN.

Hilfsmittel: 2 Tennisbälle in einer Socke oder spezielles Nacken-Tool

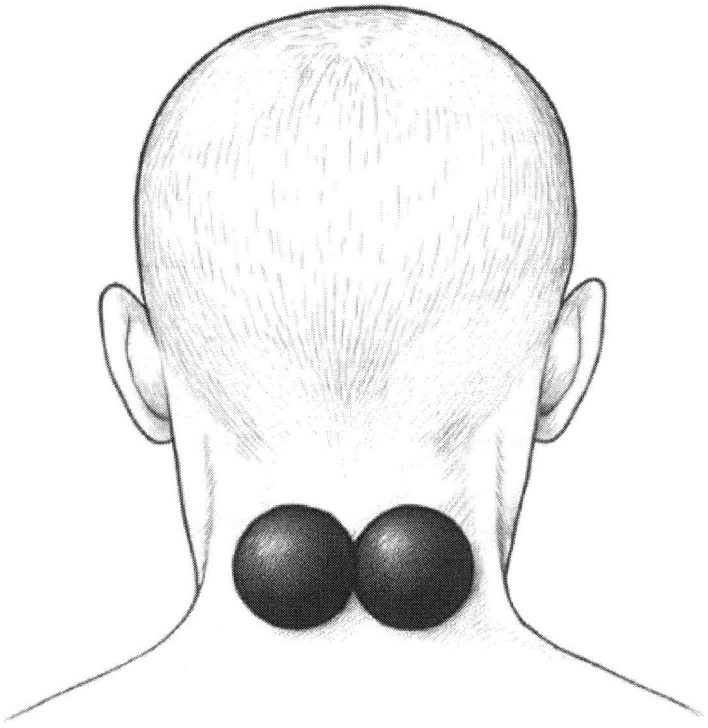

- Lege dich auf den Rücken und positioniere die Bälle an der Schädelbasis, nicht auf dem Nacken.
- Lasse den Kopf ganz entspannt aufliegen.
- Füge kleine, sanfte Seitwärtsbewegungen hinzu.

Entspannt tiefe Spannungen hinter den Augen und an der Schädelbasis – häufige Auslöser von Kopfschmerzen.

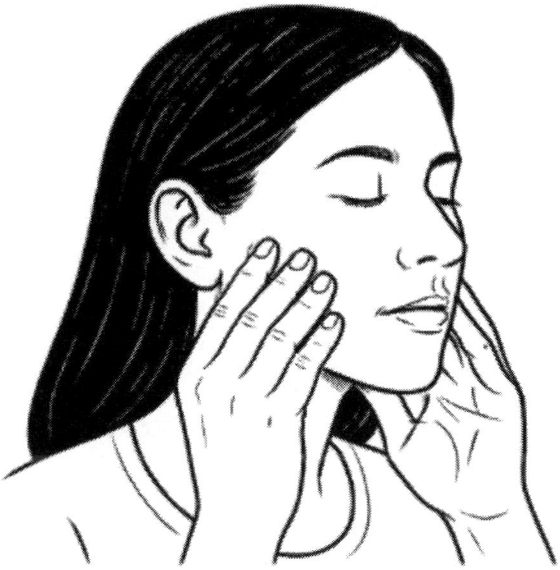

KIEFER-RESET – 1 MIN.

Hilfsmittel: Fingerspitzen oder weiches Tool

- Drücke sanft auf den Masseter-Muskel (Wange).
- Öffne und schließe langsam den Mund.
- Wandere weiter zu den Schläfen und wiederhole.

Löst unbewusstes Zähnepressen und Spannungs-Kopfschmerzen im Kieferbereich.

AKTIVE SCHULTERBLATTSPANNUNG – 1 MIN.

Hilfsmittel: Keine

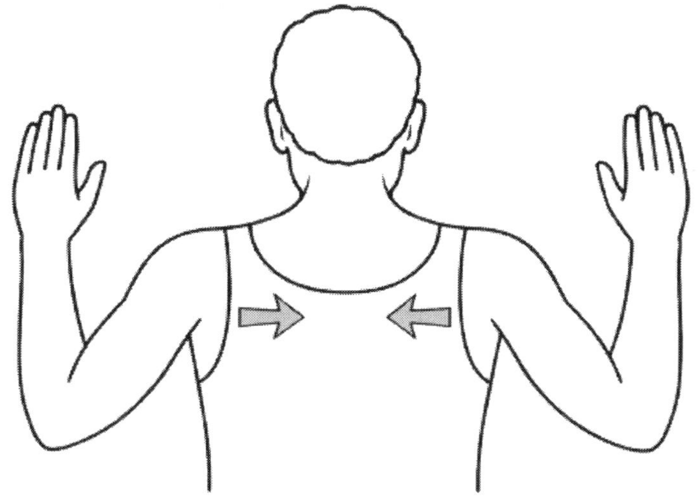

- Stehe oder sitze aufrecht.
- Ziehe die Schulterblätter zusammen, als würdest du einen Stift dazwischen halten.
- Halte für 5 Sekunden, dann loslassen.
- Wiederhole 8–10 Mal.

Aktiviert abgeschwächte Haltungsmuskeln und stärkt, was Bildschirmarbeit oft schwächt.

NACKEN-DEHNUNG MIT ATMUNG – 2 MIN.

Hilfsmittel: Keine

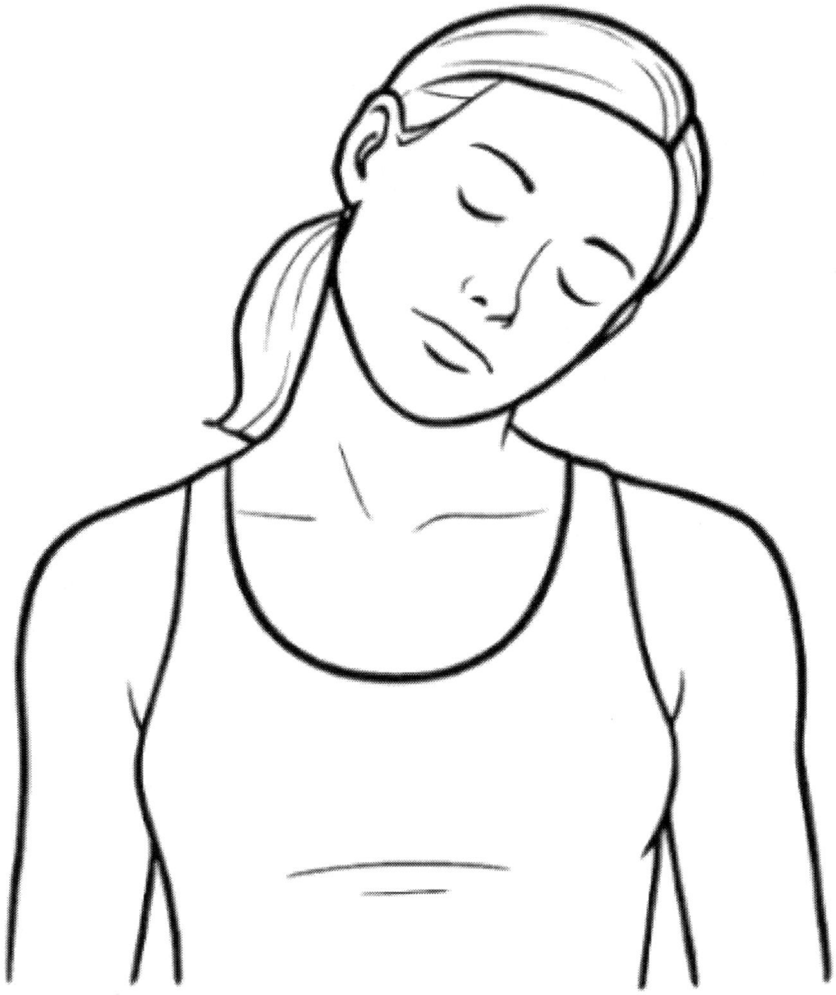

- Neige den Kopf sanft zur Seite, Ohr in Richtung Schulter.
- Atme tief ein.
- Beim Ausatmen lasse den Kopf etwas tiefer sinken.
- 3–4 ruhige Atemzüge pro Seite.

Kombiniert Atmung und Dehnung, beruhigt das Nervensystem und verlängert verspannte Nackenmuskeln.

Nutze diesen Flow, sobald sich Spannung aufbaut – oder als tägliche Routine nach der Arbeit, um Nacken, Schultern und Kopf zu entspannen, bevor Beschwerden chronisch werden.

Abendlicher Erholungsflow – Loslassen & Runterfahren

Ziel: Körper und Geist sanft in den Ruhemodus begleiten. Faszien lösen, Nervensystem regulieren und emotionale Anspannung abbauen.

Diese weiche Sequenz bereitet dich auf tiefen Schlaf vor. Ideal vor dem Zubettgehen, nach emotionalem Stress oder wann immer du dich innerlich aufgewühlt fühlst. Bewege dich langsam, atme bewusst und, wenn möglich, nutze sanftes Licht oder beruhigende Musik.

BRUSTÖFFNUNG MIT FOAM ROLLER – 1 MIN.

Hilfsmittel: Foam Roller

Position: Rückenlage, Knie gebeugt

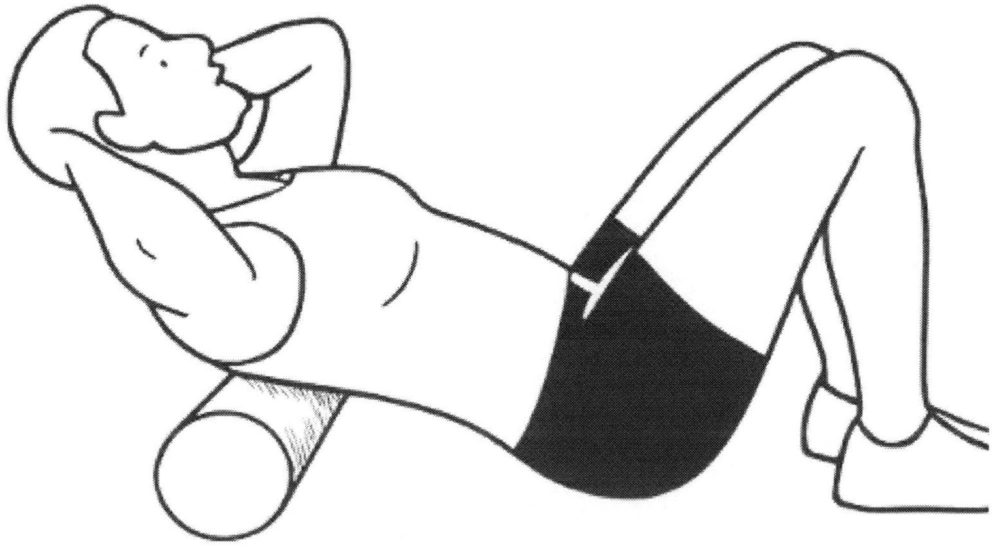

- Rolle quer unter dem oberen Rücken platzieren.
- Kopf mit den Händen stützen, Ellbogen nach vorn.
- Sanft zurücklehnen, 5 Sek. halten, zurückkommen.
- 5–8 Mal wiederholen.

Öffnet die Brust, entlastet die Wirbelsäule und reduziert Spannungen durch Rundrücken.

GESÄẞ-ROLLMASSAGE – 1 MIN. PRO SEITE

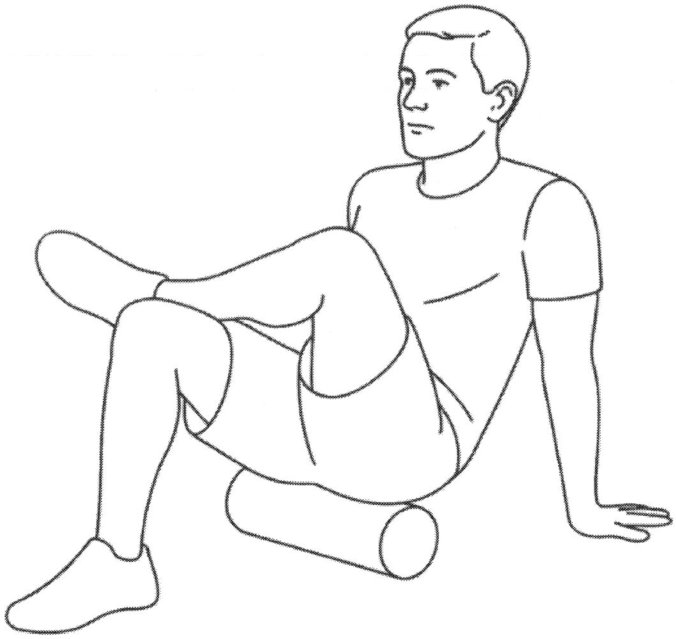

Hilfsmittel: Foam Roller oder Ball

Position: Sitzend, ein Fuß über das andere Knie gelegt

- Verlage dein Gewicht auf das Gesäß der überkreuzten Seite.
- Rolle langsam und atme ruhig.
- Halte inne, wenn du verspannte Stellen findest.

Löst tiefe Spannung in der Hüfte – wichtig für eine entspannte Wirbelsäule und erholsamen Schlaf.

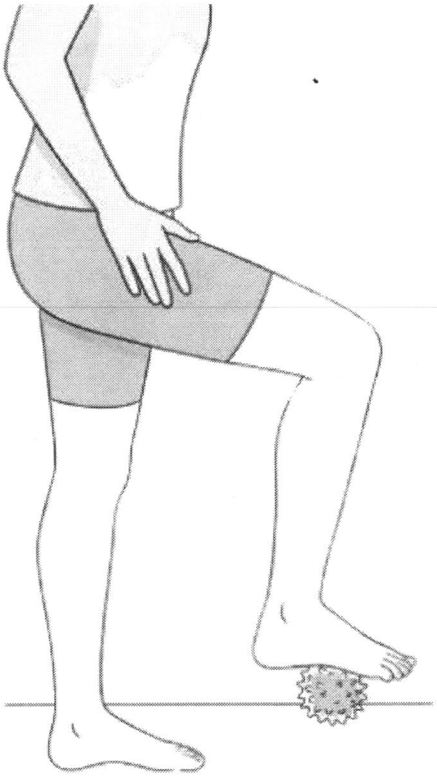

FUẞFASZIEN AKTIVIEREN – 1 MIN. PRO FUẞ

Hilfsmittel: Massageball oder Igelball

Position: Sitzend oder stehend

- Rolle langsam von der Ferse zu den Zehen, dann kreisförmig.
- Drücke sanft auf empfindliche Stellen und halte für einige Atemzüge.

Aktiviert beruhigende Nerven in den Füßen – wirkt erdend und entspannend.

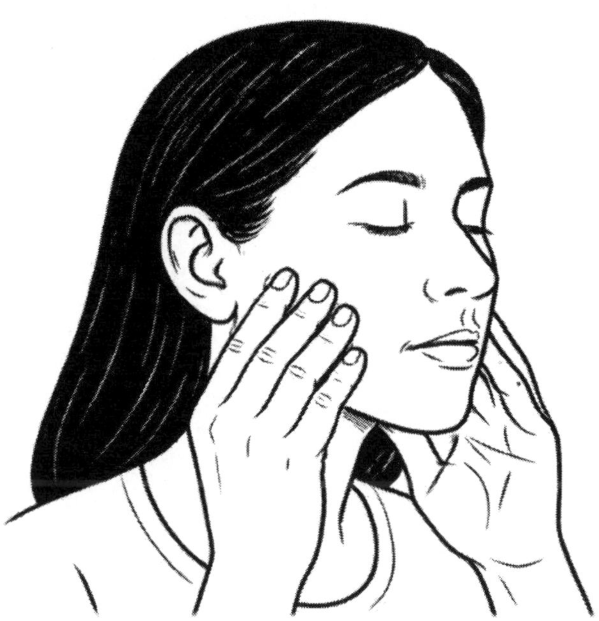

KIEFERENTSPANNUNG – 1–2 MIN.

Hilfsmittel: Fingerspitzen

Position: Sitzend oder liegend

- Drücke sanft auf die Masseter-Muskeln (Wangen).
- Öffne und schließe langsam den Kiefer.
- Gehe bis zu den Schläfen und wiederhole.

Löst Spannungen durch Reden, Stress oder nächtliches Zähnepressen.

VAGUS-ATEM MIT SUMMEN – 3 MIN.

Hilfsmittel: Keine

Position: Sitzend oder liegend, Augen geschlossen

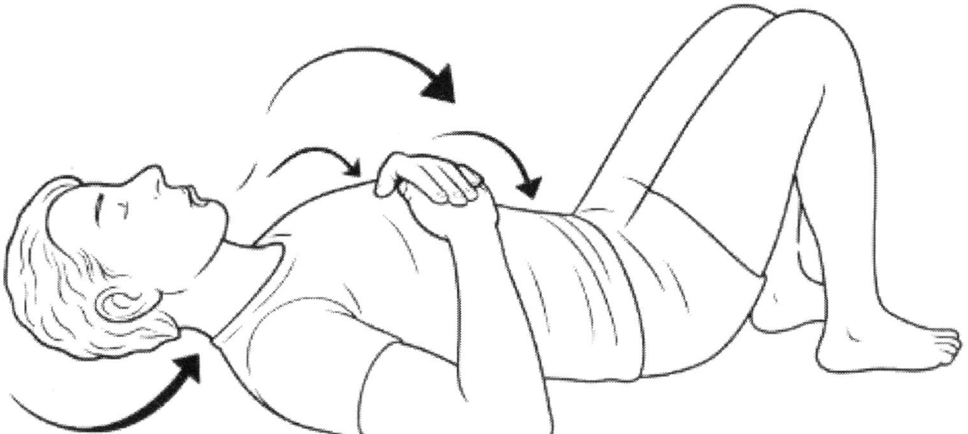

- Atme 4 Sekunden durch die Nase ein.
- Summend oder seufzend 6–8 Sekunden ausatmen.
- Spüre die Vibration im Brustkorb oder im Gesicht.
- Wiederholen.

Stimuliert den Vagusnerv, schaltet den Körper in den Erholungsmodus und bringt innere Ruhe.

BEINE HOCH + ATMEN (OPTIONAL) – 2 MIN.

Hilfsmittel: Wand oder Kissen

Position: Rückenlage, Beine erhöht

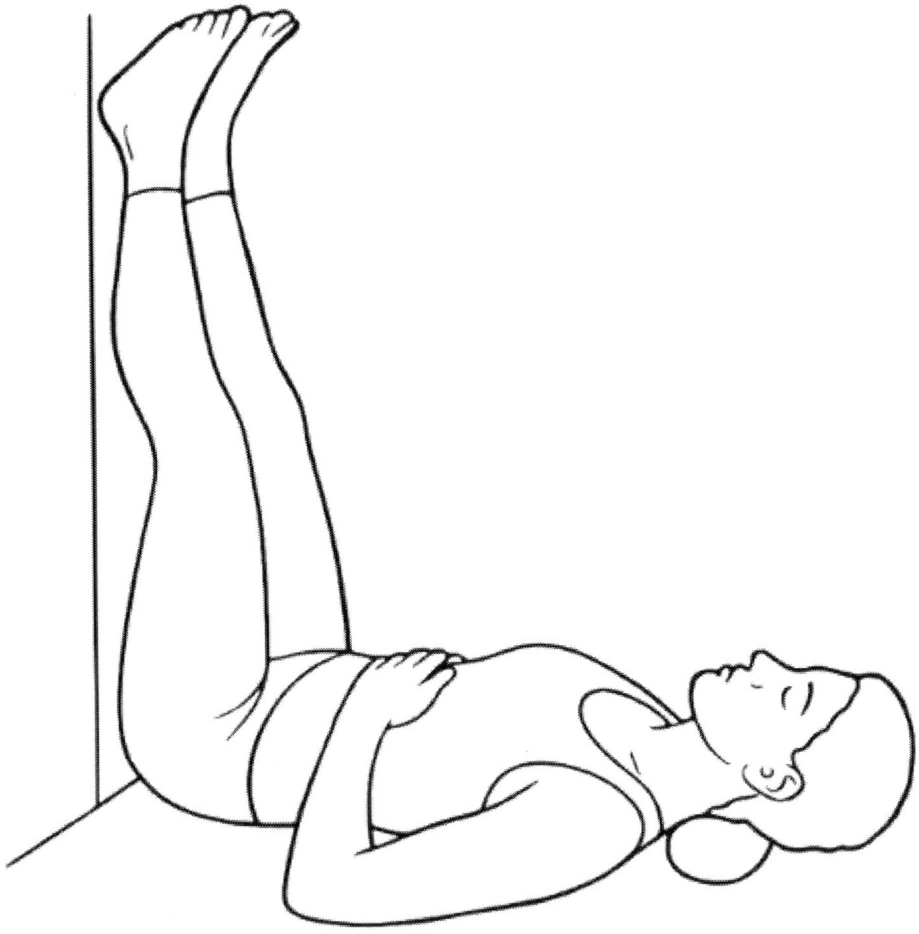

- Lege die Beine an die Wand oder auf Kissen.
- Schließe die Augen, atme langsam, Hände auf dem Bauch.

Fördert die Durchblutung, senkt Stresshormone und signalisiert dem Nervensystem Sicherheit.

Führe diesen Flow regelmäßig vor dem Schlafen aus oder wann immer du dich emotional überfordert fühlst. Eine sanfte Einladung zum inneren Loslassen – körperlich, geistig und emotional.

Knie-Flow – Die Kette neu ausrichten

Ziel: Die Belastung auf das Knie reduzieren, indem verspannte Muskeln und Faszien gelöst werden, die das Gelenk verdrehen oder daran ziehen. Diese Routine verbessert die Ausrichtung, Beweglichkeit und das langfristige Wohlbefinden der Knie.

Ideal bei schmerzenden Knien, Problemen mit der Kniescheibenführung, zur Regeneration nach dem Laufen oder nach langem Stehen. Der Fokus liegt nicht direkt auf dem Knie, sondern auf den umliegenden Strukturen, die es steuern.

⏱ **Gesamtdauer:** ca. 10 Minuten

TFL-ROLLMASSAGE – 1 MIN. PRO SEITE

Hilfsmittel: Massageball oder Foam Roller

Position: Auf der Seite liegend

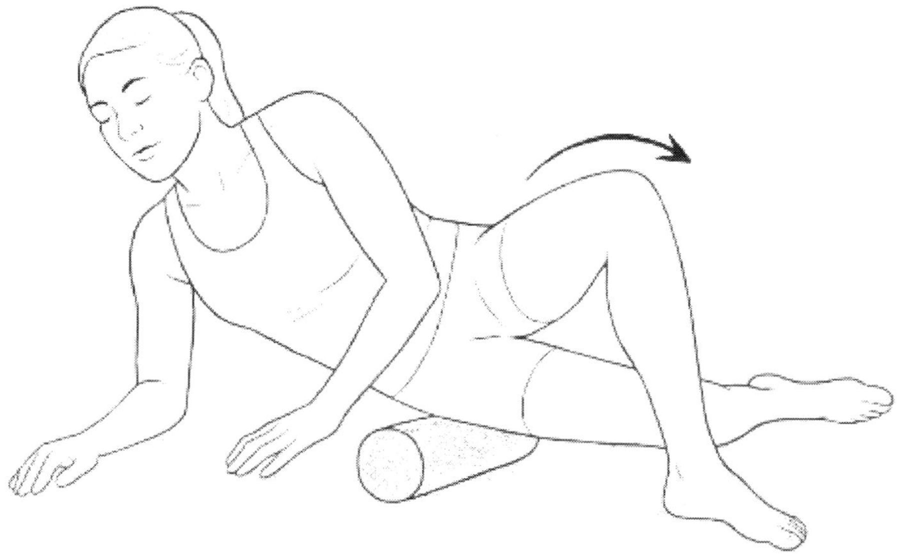

- Lege den Ball knapp unterhalb des vorderen Hüftknochens, außen.
- Rolle leicht vor und zurück, bis du Spannung spürst.
- An empfindlichen Stellen innehalten und tief durchatmen.

Lockert den TFL (Tensor fasciae latae) – oft Auslöser für seitlichen Knieschmerz und Hüftfehlstellungen.

IT-BAND-ROLLMASSAGE – 2 MIN. PRO SEITE

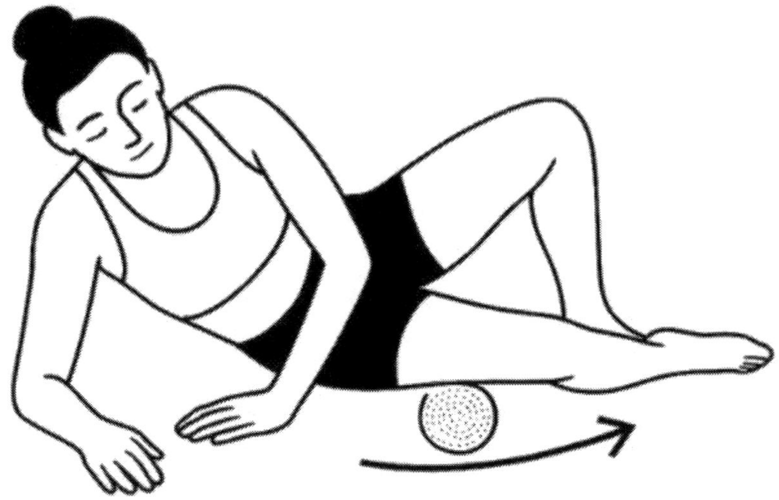

Hilfsmittel: Foam Roller

Position: Seitstütz auf dem Roller

- Liege seitlich mit dem Roller unter dem äußeren Oberschenkel.
- Stütze dich mit den Unterarmen ab.
- Rolle langsam von unterhalb der Hüfte bis kurz vor das Knie.
- Direkt auf das Knie nicht rollen.

Löst Faszienverklebungen, die die Kniescheibe seitlich ziehen und Druck auf das Gelenk bringen.

WADENPRESSUNG & FUẞBEWEGUNG – 1 MIN. PRO SEITE

Hilfsmittel: Ball oder Roller

Position: Sitzend oder auf dem Boden

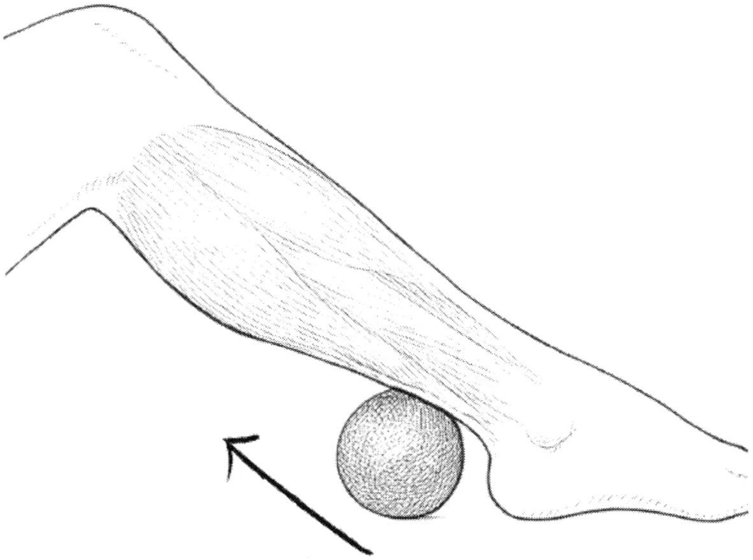

- Lege das Tool unter deine Wade.
- Drücke mit dem Körpergewicht oder den Händen.
- Bewege den Fuß langsam hin und her.

Fördert die Beweglichkeit des Sprunggelenks und verringert Zugkräfte auf das Knie von unten.

HAMSTRING-DRUCK – 1 MIN. PRO SEITE

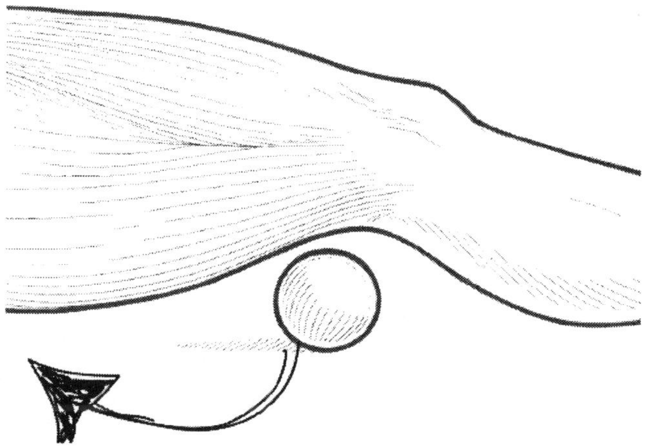

Hilfsmittel: Massageball

Position: Sitzend auf Stuhl oder Bank

- Lege den Ball unter den hinteren Oberschenkel.
- Verlagere dein Gewicht leicht darauf.
- Strecke und beuge das Bein langsam 3–5 Mal.

Reduziert Spannung in der hinteren Muskelkette – wichtig für eine gute Kniebewegung.

FUßFASZIEN-ROLLMASSAGE – 1 MIN. PRO FUß

Hilfsmittel: Massageball oder Igelball

Position: Stehend oder sitzend

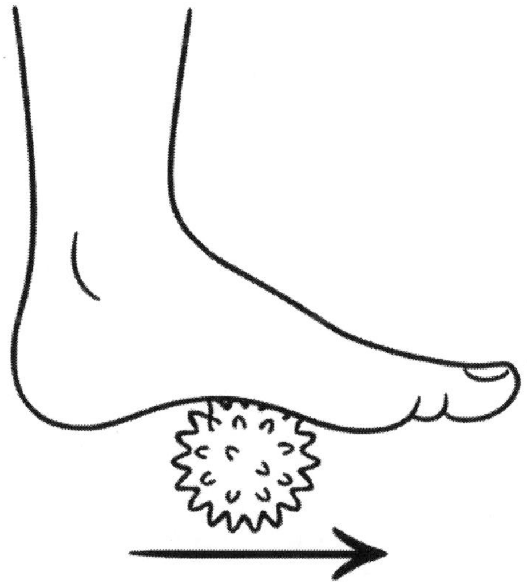

- Rolle die Fußsohle vom Absatz bis zu den Zehen.
- Fokussiere dich auf das Fußgewölbe und die Innenkante.

Unterstützt die korrekte Ausrichtung von Fuß und Knie – wirkt von unten nach oben.

AKTIVIERUNG DER GESÄßMUSKULATUR – 1 MIN.

Hilfsmittel: Keine

Position: Auf dem Rücken liegend oder stehend

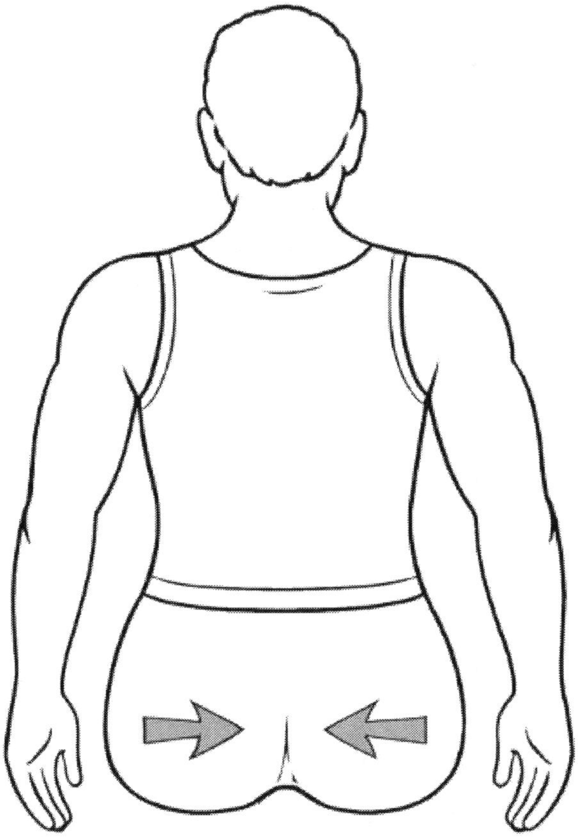

- Spanne die Gesäßmuskeln für 5 Sekunden an, dann loslassen.
- 10–12 Wiederholungen.

Stabilisiert Hüfte und Knie durch gezielte Muskelaktivierung.

Warum das hilft:

Die Ursache von Knieschmerzen liegt selten direkt im Gelenk, sondern fast immer in den Strukturen darüber (TFL, Oberschenkel, IT-Band) und darunter (Wade, Fuß).

Diese Routine bringt die gesamte muskuläre Kette wieder in Einklang – und gibt dem Knie den Raum, sich schmerzfrei zu bewegen.

Flow bei Stress & Angst – Nervensystem zurücksetzen

Ziel: Den Körper vom Alarmzustand („Kampf oder Flucht") zurück in den Ruhemodus bringen. Verborgene Spannungen lösen, das Nervensystem beruhigen und innere Gelassenheit wiederfinden.

Dieser Flow eignet sich besonders nach emotionalem Stress, bei Angstzuständen, Panik oder wenn du dich überreizt fühlst. Führe ihn langsam, bewusst und mit Selbstmitgefühl durch.

⏱ **Gesamtdauer:** ca. 8–9 Minuten

SUBOKZIPITALER DRUCKPUNKT – 2 MINUTEN

Hilfsmittel: 2 Tennisbälle in einer Socke oder spezielle Nackenstütze

Position: Rücklage

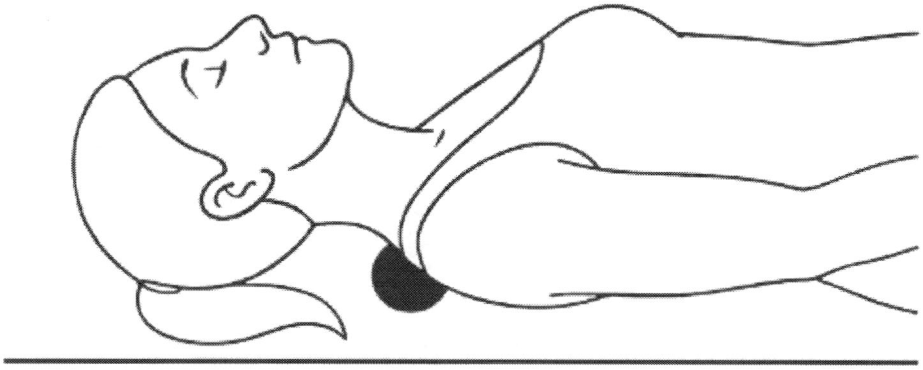

- Lege die Bälle an den Übergang zwischen Hinterkopf und Nacken (nicht direkt auf den Hals).
- Lass den Kopf tief einsinken.
- Optional: leichte „Ja/Nein"-Mikrobewegungen hinzufügen.
- Atme ruhig und tief.

Aktiviert den Vagusnerv, löst Spannungen an der Schädelbasis und leitet den Körper sanft in den Entspannungsmodus.

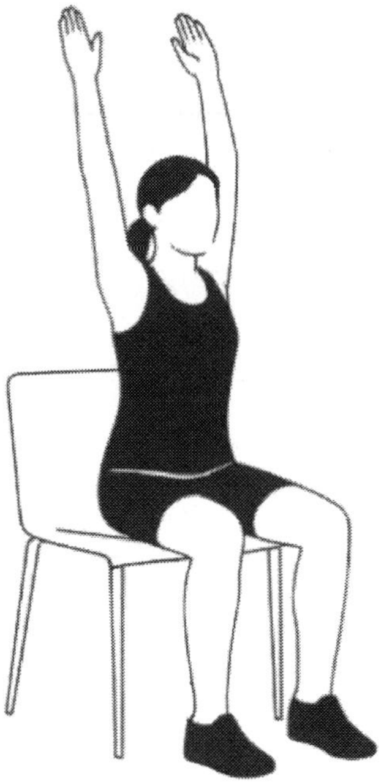

SEITLICHE DEHNUNG MIT ATMUNG – 1 MINUTE

Hilfsmittel: Keine

Position: Stehend oder sitzend

- Atme ein und hebe die Arme über den Kopf.
- Beim Ausatmen neige dich langsam zur Seite.
- Halte kurz, dann wechsle die Seite.

Öffnet das Zwerchfell und den Brustkorb – verbessert die Atemtiefe und beruhigt das vegetative Nervensystem.

KIEFER-RELEASE – 1–2 MINUTEN

Hilfsmittel: Fingerspitzen oder weiches Massage-Tool

Position: Sitzend oder liegend

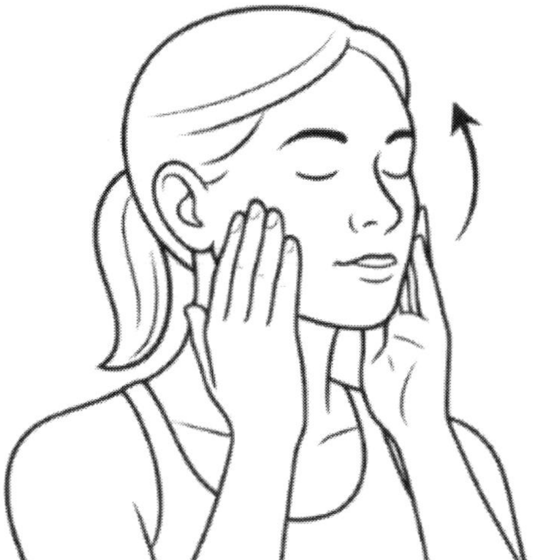

- Drücke sanft auf die Kaumuskulatur (Wangenbereich).
- Öffne und schließe den Mund langsam.
- Wandere zu den Schläfen und wiederhole.

Löst emotionale Anspannung, die sich unbewusst im Kiefer festsetzt – oft mit Stress oder Trauma verbunden.

HANDFLÄCHEN-ROLLMASSAGE – 1 MINUTE PRO HAND

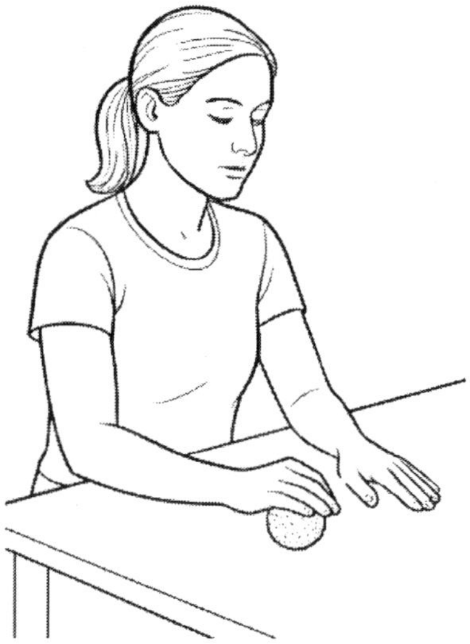

Hilfsmittel: Massageball oder Gummiball

Position: Sitzend am Tisch

- Rolle langsam von der Daumenwurzel zur kleinen Fingerseite.
- Spüre Verspannungen auf und atme weich weiter.
- Nach 1 Minute die Hand wechseln.

Aktiviert beruhigende Reflexzonen in der Handfläche und entspannt Unterarme und Schultern.

ZWERCHFELL-ATMUNG MIT SUMMEN – 3 MINUTEN

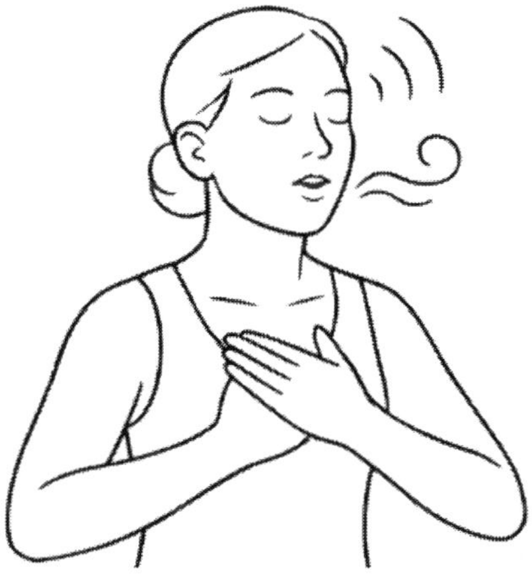

Hilfsmittel: Keine

Position: Liegend oder aufrecht sitzend

- Atme 4 Sekunden durch die Nase ein – der Bauch hebt sich.
- Atme 6–8 Sekunden aus, dabei summen oder hörbar seufzen.
- Spüre die Vibration im Brust- und Halsbereich.
- Wiederhole für insgesamt 3 Minuten.

Wirkt tief auf das Nervensystem: senkt Cortisol, verlangsamt den Puls und vermittelt emotionale Sicherheit.

Tipp: Nutze diesen Flow regelmäßig, um deinem Körper beizubringen, wie er schneller zur Ruhe kommen kann – dein Reset-Knopf für Nervensystem und Faszien.

Flow bei Kopfschmerzen – Von Spannung zu Klarheit

Ziel: Druck an der Schädelbasis lösen, Kiefer- und Nackenverspannungen reduzieren und das Nervensystem über den Vagusnerv beruhigen.

Ideal bei beginnenden Spannungskopfschmerzen, nach Bildschirmzeit oder bei starkem Kieferschluss. Für beste Wirkung: kombiniere mit Wasser, gedämpftem Licht und Stille.

⏱ **Gesamtdauer:** ca. 8–9 Minuten

SUBOKZIPITALER DRUCKPUNKT – 2 MINUTEN

Hilfsmittel: 2 Tennisbälle in einer Socke oder Nackenstütze

Position: Rückenlage

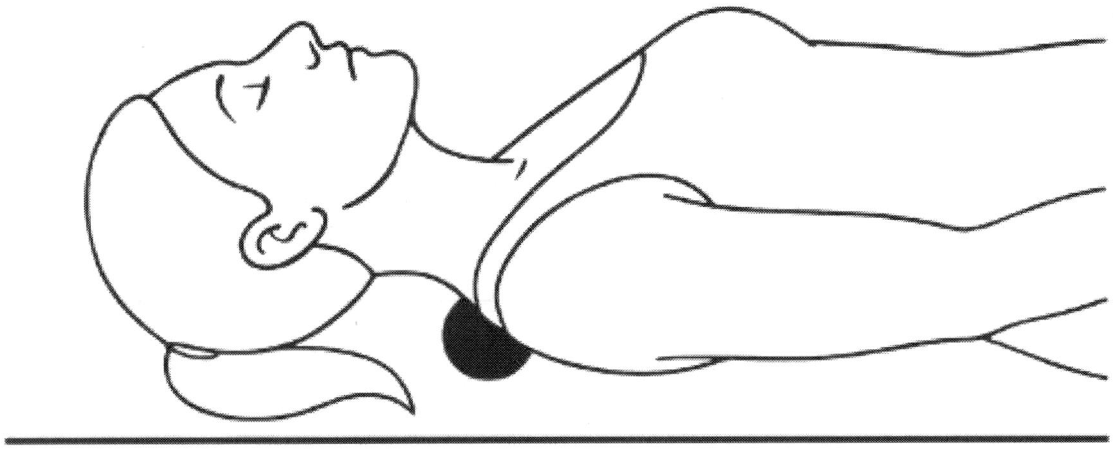

- Lege die Bälle an die Schädelbasis.
- Der Kopf ruht vollständig auf der Unterlage.
- Optional: minimale Nickbewegungen „Ja/Nein".
- Tief und ruhig atmen.

Entlastet den oberen Nackenbereich – oft Auslöser für Kopf- oder Augenschmerzen.

TRAPEZ-DRUCK & NEIGUNG – 1 MINUTE PRO SEITE

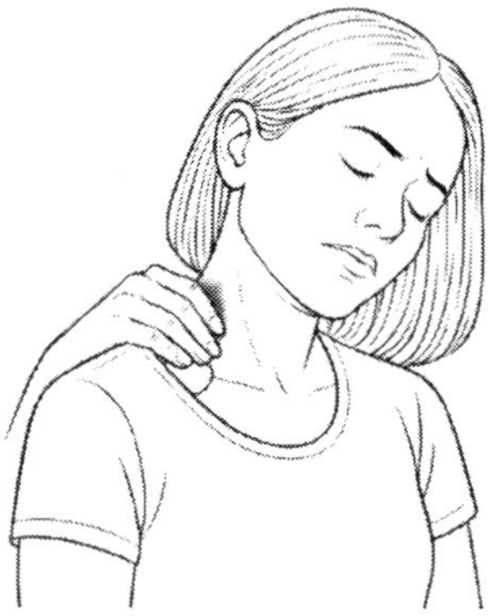

Hilfsmittel: Finger oder Massageball

Position: Sitzend oder stehend

- Drücke auf den verspannten Punkt am oberen Schulterbereich.
- Neige den Kopf langsam zur gegenüberliegenden Seite.
- Halten, atmen, dann wechseln.

Löst Stress-bedingte Verspannungen in Nacken und Schultern.

KIEFERDRUCKPUNKTE – 1–2 MINUTEN

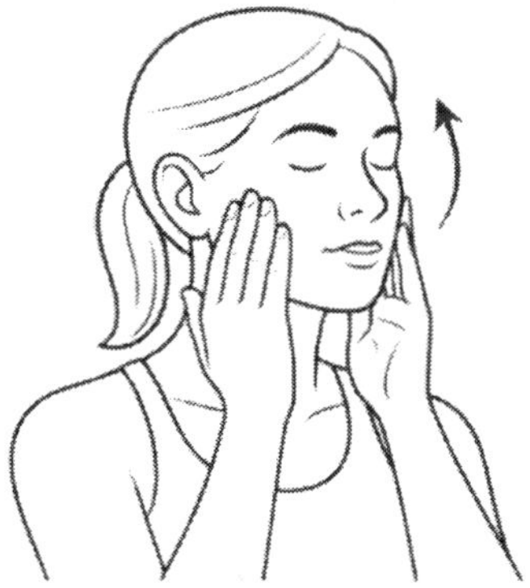

Hilfsmittel: Fingerspitzen

Position: Sitzend oder liegend

- Drücke sanft auf die Kaumuskeln.
- Öffne und schließe langsam den Kiefer.
- Bearbeite auch die Schläfen.

Hilft bei Kieferpressen (Bruxismus), entspannt Gesicht und Kopf.

HANDFLÄCHENMASSAGE – 1 MINUTE

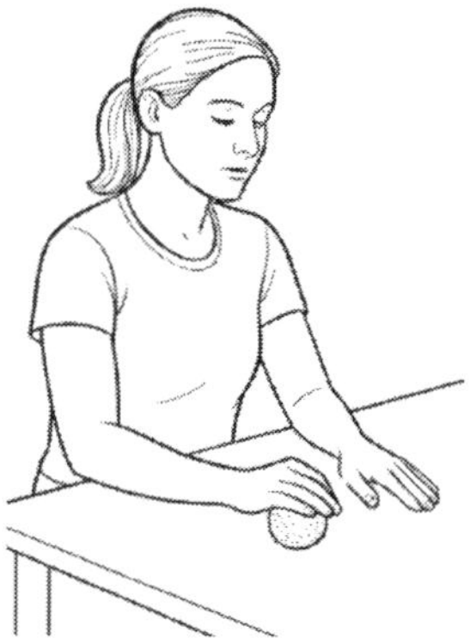

Hilfsmittel: Kleiner Massageball

Position: Am Tisch

- Rolle langsam unter der Handfläche, vom Daumen zum kleinen Finger.
- Atme dabei ruhig weiter.

Über die Faszien der Hand wird Spannung in Arm, Schulter und Nacken abgebaut.

SEITLICHE DEHNUNG MIT ATMUNG – 1 MINUTE

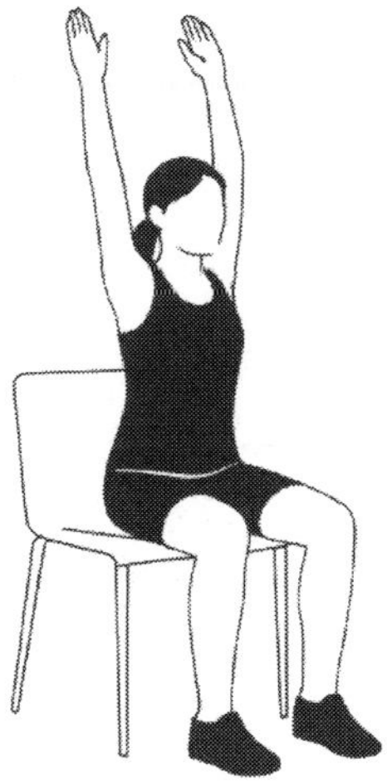

Hilfsmittel: Keine

Position: Sitzend oder stehend

- Hebe beim Einatmen die Arme.
- Beim Ausatmen sanft zur Seite beugen.
- 3–4 Atemzüge halten, dann Seite wechseln.

Unterstützt die Atmung und lockert verspannte Rippenmuskulatur.

VAGUS-ATEM – 2 MINUTEN

Hilfsmittel: Keine

Position: Sitzend oder liegend

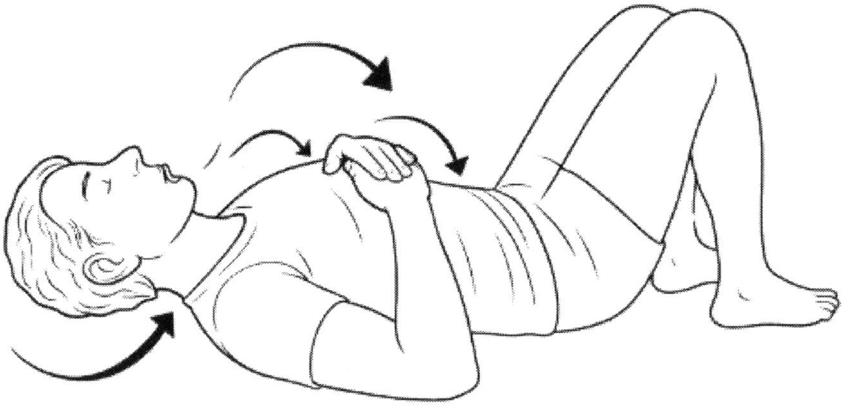

- 4 Sekunden durch die Nase einatmen.
- 6–8 Sekunden summend oder leise ausatmen.
- Für 2 Minuten wiederholen.

Aktiviert den Vagusnerv – reduziert Schmerzempfinden, Angst und Überreizung.

Zusätzliche Tipps:

- Kalte Kompresse auf Augen oder Nacken legen.
- Bildschirmhelligkeit reduzieren, Blaulichtfilter nutzen.
- Klebezettel mit „KIEFER LOCKERN“ am Arbeitsplatz als Erinnerung anbringen!

RESET NACH LANGER FAHRT – Komm zurück in deinen Körper

Ziel: Die negativen Effekte langen Sitzens auflösen – Durchblutung anregen, Faszien befeuchten und deine Haltungsmuskulatur wieder aktivieren.

Ideal nach Autofahrten, Flügen, langen Tagen am Schreibtisch oder dem täglichen Arbeitsweg. Diese kurze Routine ist dein persönlicher „Reset-Button", wenn Rücken, Hüften und Kopf müde sind.

⏱ **Dauer:** ca. 10–12 Minuten

WASSERSCHRAUBE – 1 MIN.

Position: Stehend

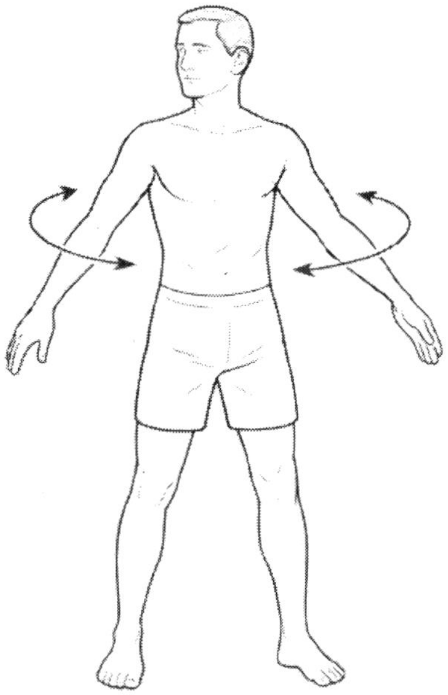

- Stell dich aufrecht hin, die Knie leicht gebeugt.
- Dreh deinen Oberkörper langsam nach rechts und links – die Arme schwingen locker mit.
- Die Arme dürfen dabei leicht gegen die Hüften klopfen.
- Atme ruhig und gleichmäßig.

Versorgt die Wirbelsäulenfaszien mit Flüssigkeit und bringt sanfte Bewegung ins Zentrum.

QL-DRUCK (AN DER WAND ODER LIEGEND) – 1 MIN. PRO SEITE

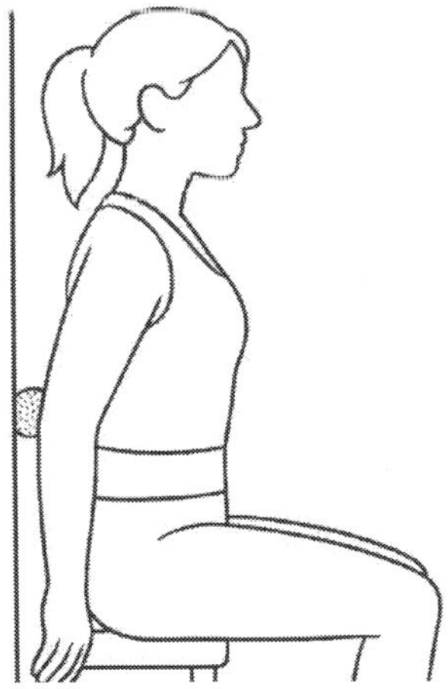

Hilfsmittel: Massageball

Position: Stehend oder auf dem Rücken

- Platziere den Ball oberhalb des Beckenknochens, nahe der Wirbelsäule.
- Lehn dich an die Wand oder leg dich darauf und atme in den Druck hinein.
- Optional: kleine Beckenkippungen hinzufügen.
- Seitenwechsel nach 1 Minute.

Löst tiefliegende Verspannungen im unteren Rücken, die durch langes Sitzen entstehen.

TFL-ROLLMASSAGE – 1 MIN. PRO SEITE

Hilfsmittel: Massageball oder Foam Roller

Position: Seitlich liegend

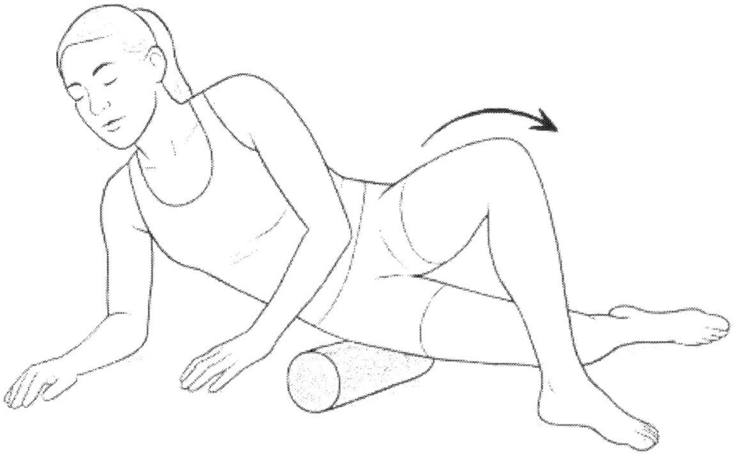

- Der Ball kommt unter die äußere Vorderseite deiner Hüfte.
- Rolle sanft vor und zurück – besonders über empfindliche Stellen.

Lockert das Gewebe rund ums Becken, das durch Sitzen oft verkürzt ist.

FUßFASZIEN-MASSAGE – 1 MIN. PRO FUß

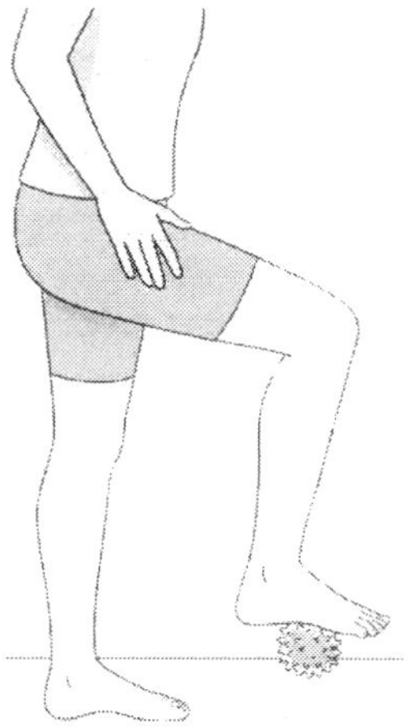

Hilfsmittel: Noppenball oder Massageball

Position: Sitzend oder stehend

- Rolle vom Fersenbein bis zu den Zehen – gerne auch kreisförmig.
- Achte auf knirschende, verspannte Zonen.
- Ruhig atmen.

Weckt die Fußwahrnehmung, fördert die Durchblutung und bringt dich wieder in Kontakt mit dem Boden.

BRUSTWIRBELSÄULEN-MOBILISATION AUF DEM ROLLER – 1 MIN.

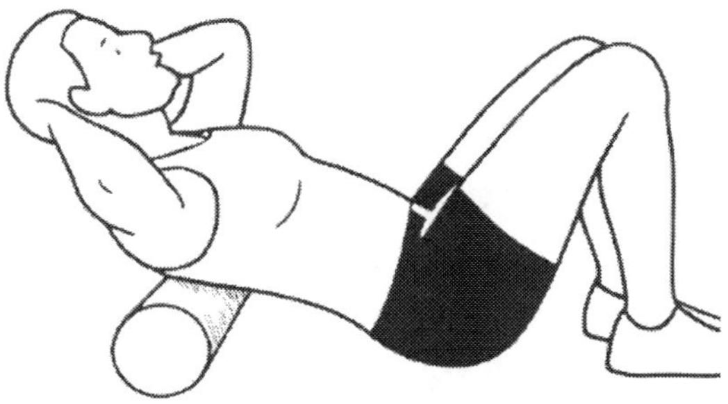

Hilfsmittel: Foam Roller

Position: Auf dem Rücken, Knie gebeugt

- Der Roller liegt quer unter dem oberen Rücken.
- Hände hinter den Kopf, Ellbogen nach vorne.
- Sanft nach hinten lehnen, tief einatmen – beim Zurückrollen ausatmen.
- 5–8 Mal wiederholen.

Öffnet die Brust, verbessert die Haltung nach langem Sitzen und fördert die Atmung.

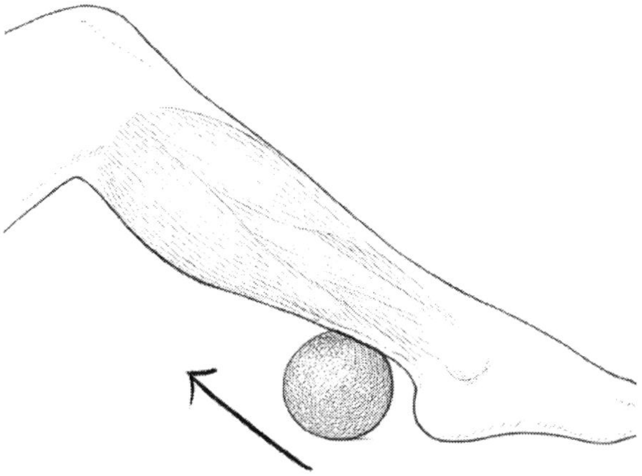

WADENPRESSEN + FUßBEUGUNG – 1 MIN. PRO SEITE

Hilfsmittel: Ball oder Roller

Position: Sitzend auf dem Boden

- Der Ball liegt unter der Wade.
- Leichtes Körpergewicht aufbringen.
- Den Fuß langsam strecken und beugen.

Regt den venösen Rückfluss an, entspannt müde Beine und mobilisiert den Unterschenkel.

GLUTE-ROLLMASSAGE – 1 MIN. PRO SEITE

Hilfsmittel: Roller oder Ball

Position: Sitzend, ein Fuß über dem Knie des anderen Beins

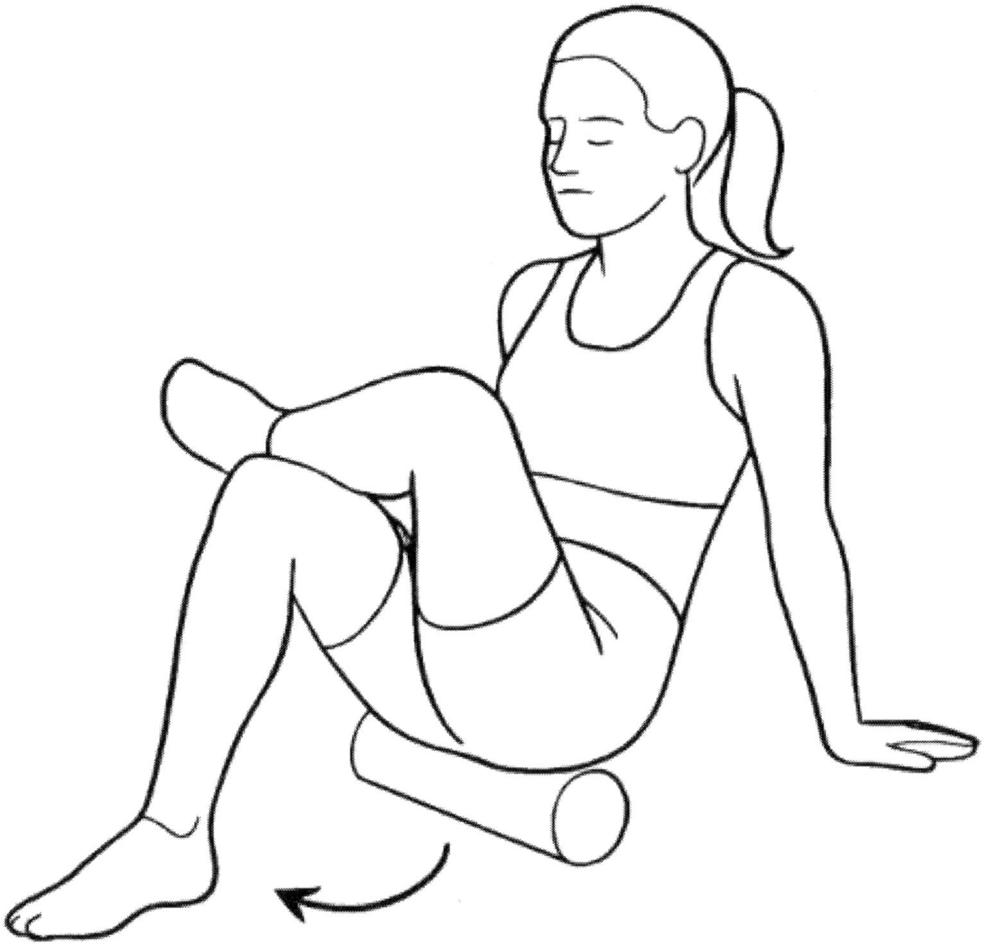

- Verlagere dein Gewicht auf den Gesäßmuskel der überkreuzten Seite.
- Langsam rollen und auf Spannungen verharren.

Aktiviert die Rückseite deines Körpers und bringt deine Hüfte wieder ins Gleichgewicht.

Tipp: Geh nach der Übung eine kurze Runde spazieren, streck die Arme über den Kopf und trink ein Glas Wasser. Du wirst dich aufgerichteter, klarer und energetischer fühlen.

MORGEN-KICKSTART – Faszien & Fokus wecken

Ziel: Kreislauf anregen, Beweglichkeit fördern, Spannung vom Schlaf abbauen und mental klar starten.

⏱ **Dauer:** ca. 7 Minuten

Perfekt direkt nach dem Aufstehen – oder vormittags als Kurz-Pause mit großem Effekt.

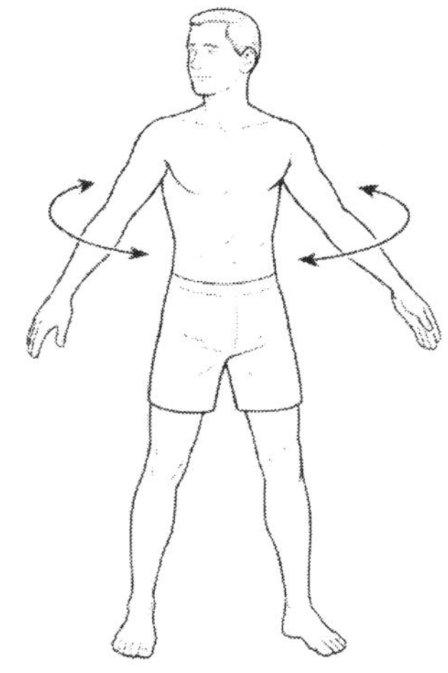

WASSERSCHRAUBE – 1 MIN.

Position: Stehend

- Füße hüftbreit, Arme locker.
- Dreh den Oberkörper langsam nach beiden Seiten.
- Die Arme schwingen entspannt mit.
- Knie weich halten.

Rehydriert die Wirbelsäule und löst morgendliche Steifheit.

FUßFASZIEN-AKTIVIERUNG – 1 MIN. PRO FUß

Hilfsmittel: Massageball

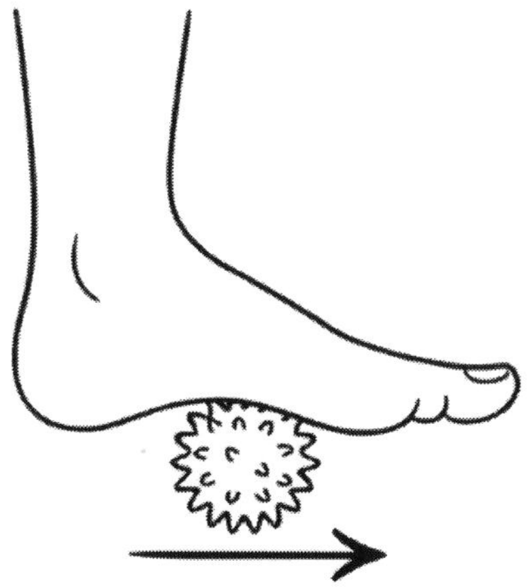

- Rolle unter dem Fuß von der Ferse bis zu den Zehen.
- Achte besonders auf das Fußgewölbe.

Fördert Stabilität und verankert dich mit dem Boden – mentale Klarheit beginnt bei den Füßen.

HANDBALLEN-MASSAGE – 1 MIN. PRO HAND

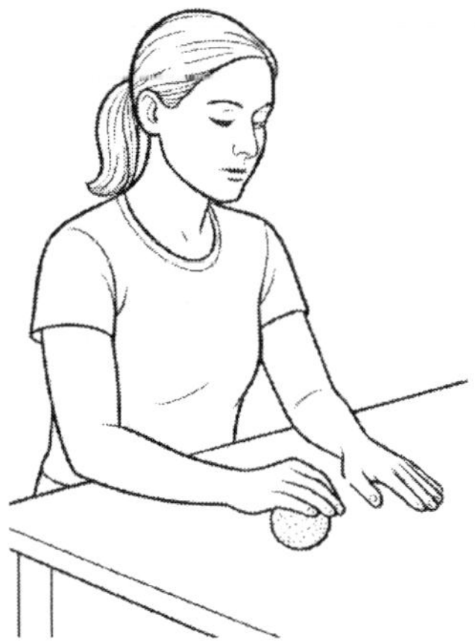

Hilfsmittel: Kleine Massagekugel

Position: Am Tisch sitzend

- Rolle die Handfläche vom Handgelenk zu den Fingerspitzen.
- Massiere auch zwischen den Fingerballen.

Weckt die Nervenbahnen, verbessert die Beweglichkeit der Hände und reduziert Morgensteife.

SEITNEIGUNG MIT ATMUNG – 1 MIN.

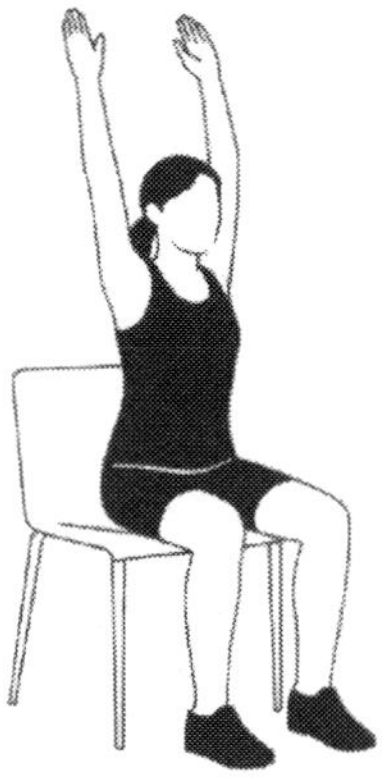

Position: Sitzend oder stehend

- Atme ein, heb die Arme.
- Atme aus und beug dich zur Seite.
- Halte 2–3 Atemzüge, wechsel die Seite.

Öffnet Brustkorb und Atemräume – mehr Energie und Fokus garantiert.

GLUTEUS-AKTIVIERUNG – 1 MIN.

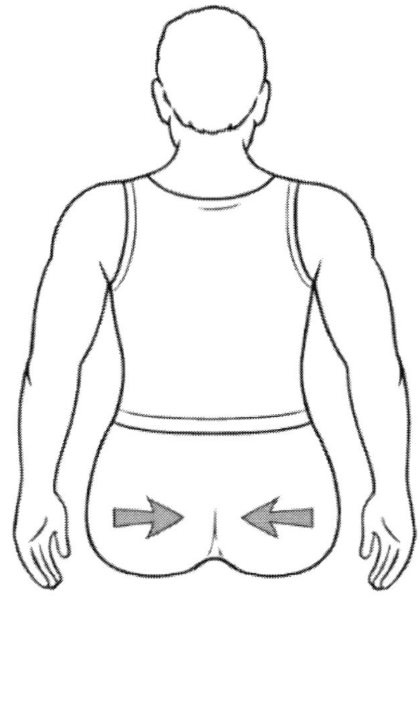

Position: Stehend oder liegend

- Spanne beide Gesäßmuskeln kräftig für 5 Sekunden an.
- Loslassen und wiederholen – 10–12 Mal.

Weckt deine Körpermitte, unterstützt Haltung und Gang.

NACKENROLLE + SCHULTERBLATT-ZUSAMMENZIEHEN – 1 MIN.

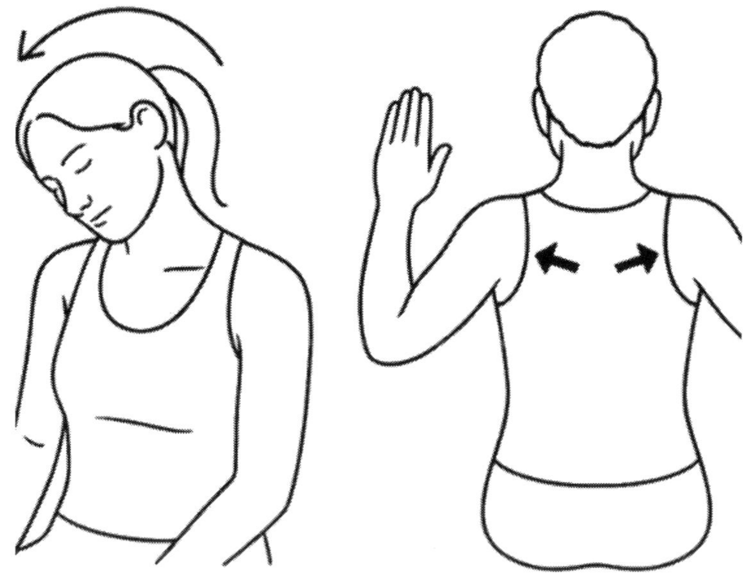

- Mache 2–3 sanfte Nackenrollen pro Richtung.
- Dann zieh die Schulterblätter zusammen, als wolltest du einen Stift dazwischen halten.
- Halte 5 Sekunden, dann lösen. 4–6 Mal.

Verbessert die Durchblutung im Kopfbereich, öffnet die Haltung und beugt Tech-Nacken vor.

ATEMFOKUS (4 EIN – 6 AUS) – 1 MIN.

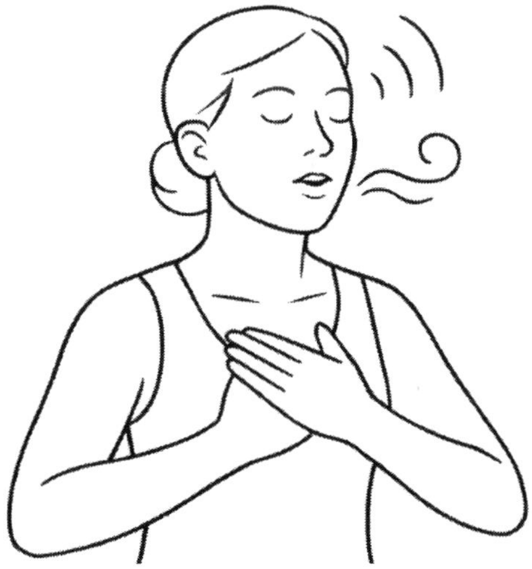

- Atme 4 Sekunden ruhig durch die Nase ein.
- Atme 6 Sekunden langsam durch den Mund aus.
- Wiederhole 6–8 Atemzyklen.

Harmonisiert das Nervensystem, schärft die Konzentration und verhindert Stress schon am Morgen.

ABENDROUTINEN FÜR TIEFE ENTSPANNUNG

Ziel: Den Stress des Tages loslassen, den Geist beruhigen und den Körper sanft auf einen erholsamen Schlaf vorbereiten.

Wähle deine Lieblingsroutine – oder wechsle im Laufe der Woche für mehr Ausgewogenheit.

Mach sie in ruhiger Umgebung, bei gedämpftem Licht. Kein Handy, keine Eile – nur du, dein Atem und dein Körper.

5-MINUTEN-RESET AM ABEND – SCHNELL ZUR RUHE KOMMEN

Ziel: Muskelanspannung abbauen, die Atmung vertiefen und das Nervensystem auf Ruhe umstellen.

Ideal, wenn du erschöpft bist, aber nicht abschalten kannst, oder du ohne viel Aufwand entspannen möchtest.

⏱ **Gesamtdauer:** ca. 5 Minuten

Du brauchst nur eine kleine Massagekugel. Am besten barfuß und bei gedimmtem Licht.

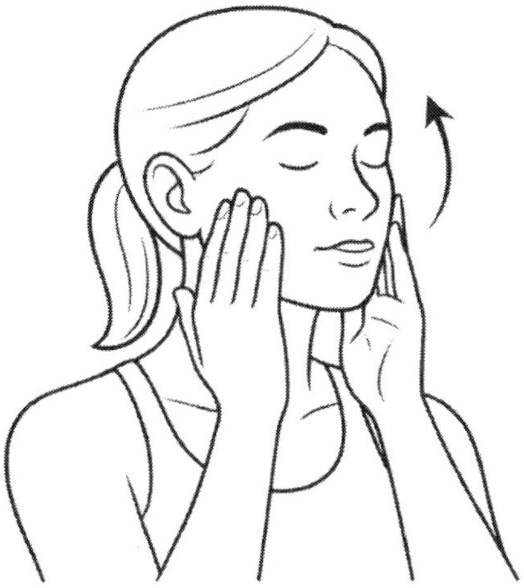

KIEFERPUNKT-ENTLASTUNG – 1 MINUTE

Hilfsmittel: Finger oder weiches Massage-Tool

Position: Sitzend oder liegend

- Leg deine Fingerspitzen sanft auf die Kaumuskulatur (Wangen, hinter den Backenzähnen).
- Übe leichten Druck aus und öffne und schließe langsam den Mund.
- Wandere mit den Fingern Richtung Schläfen.
- Atme ruhig und gleichmäßig durch die Nase.

Löst emotionale Spannungen, unbewusstes Zähnepressen und mentale Überlastung.

GESÄSS-ROLLMASSAGE (EINE SEITE) – 1 MINUTE

Hilfsmittel: Faszienrolle oder Ball

Position: Sitzend am Boden, ein Bein über das andere geschlagen

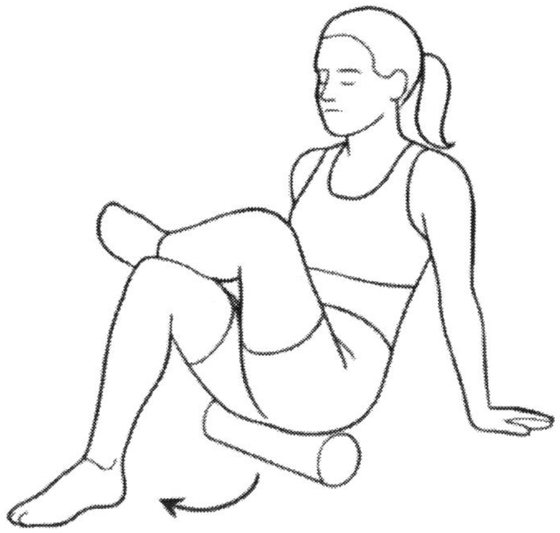

- Rolle auf der Gesäßmuskulatur der übergeschlagenen Seite langsam hin und her.
- Verweile bei empfindlichen Punkten und atme tief.

Lockert Verspannungen im Becken- und unteren Rückenbereich – wichtig für erholsamen Schlaf.

FUSSFASZIEN-AKTIVIERUNG – 1 MINUTE PRO FUSS

Hilfsmittel: Noppenball oder Massageball

Position: Sitzend oder stehend

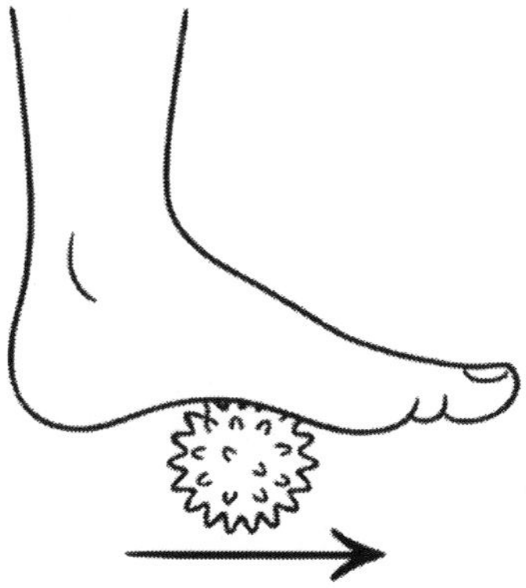

- Rolle die Sohle von der Ferse zu den Zehen.
- Dann in kleinen Kreisen, besonders unter dem Fußgewölbe.
- Spüre bewusst in verspannte Stellen hinein.

Fördert die Körperwahrnehmung, beruhigt das Nervensystem und bringt dich in den „Boden".

VAGUSNERV-ATEM MIT SUMMEN – 2 MINUTEN

Hilfsmittel: keins

Position: Liegend, Augen geschlossen, evtl. Schlafmaske

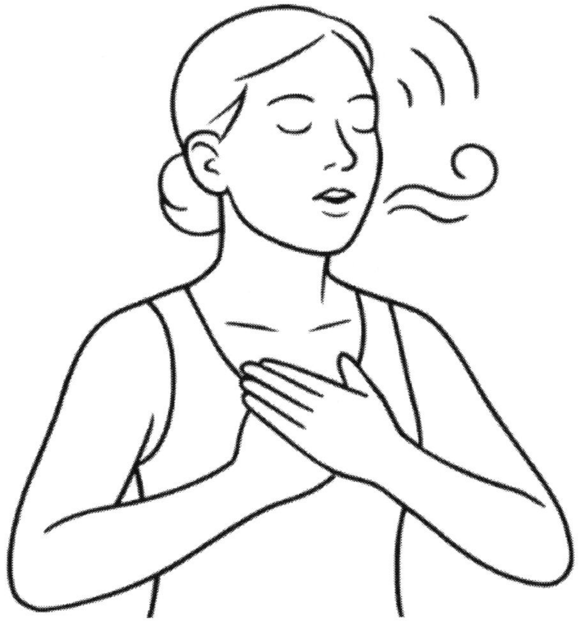

- Atme 4 Sekunden lang tief durch die Nase in den Bauch ein.
- Atme 6–8 Sekunden lang durch den Mund aus und summe dabei leise (wie ein „mmm“).
- Spüre die Vibration im Brustkorb, Hals und Gesicht.
- Wiederhole das ruhig für 2 Minuten.

Beruhigt den Herzschlag, unterstützt die Verdauung und reduziert Angst – perfekt vor dem Einschlafen.

Nach dieser Mini-Routine fühlst du dich:

- Entspannter im Kiefer
- Lockerer in Hüfte und Füßen
- Ruhiger im Atem
- Innerlich stiller und bereit zum Schlafen

Tipp: Du kannst diese Übungen direkt im Bett machen – und nach dem letzten Atemzug einfach einschlafen.

10-MINUTEN-ABENDROUTINE – GANZKÖRPER-LOS-LASSEN

Ziel: Körperliche, mentale und emotionale Anspannung sanft auflösen.

Besonders geeignet, wenn du dich abends erschöpft, angespannt oder geschwollen fühlst und innerlich loslassen willst.

⏱ **Gesamtdauer:** ca. 10 Minuten

Sorge für gedämpftes Licht, möglichst wenig Geräusche und einen bewussten Atemrhythmus.

BRUSTWIRBELSÄULEN-DEHNUNG AUF DER ROLLE – 1 MINUTE

Hilfsmittel: Faszienrolle

Position: Liegend, Knie angewinkelt

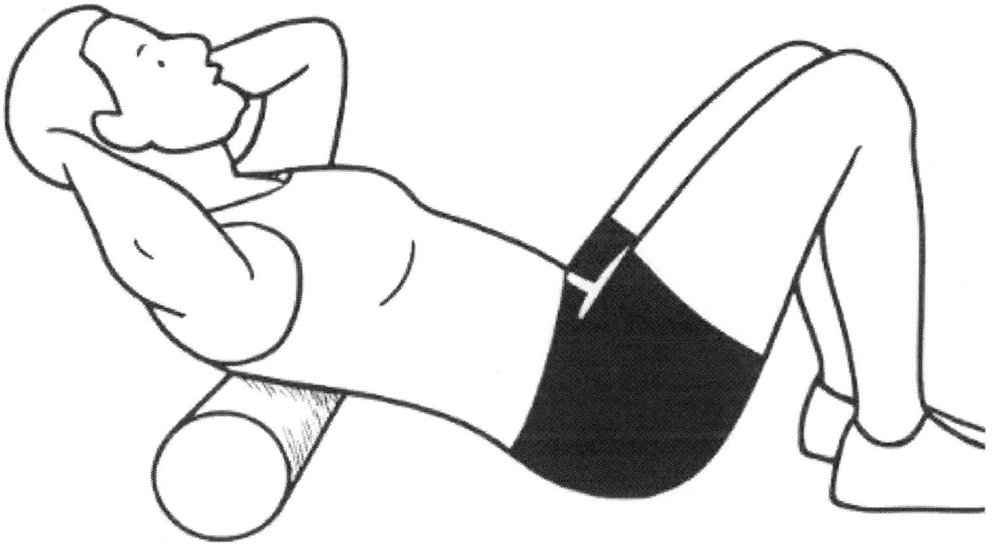

- Rolle quer unter den oberen Rücken legen.
- Kopf mit den Händen abstützen.
- Oberkörper sanft über die Rolle nach hinten beugen.
- 1–2 Atemzüge halten, dann zurückrollen und wiederholen.

Öffnet den Brustkorb, verbessert die Haltung und erleichtert das Atmen nach einem langen Tag.

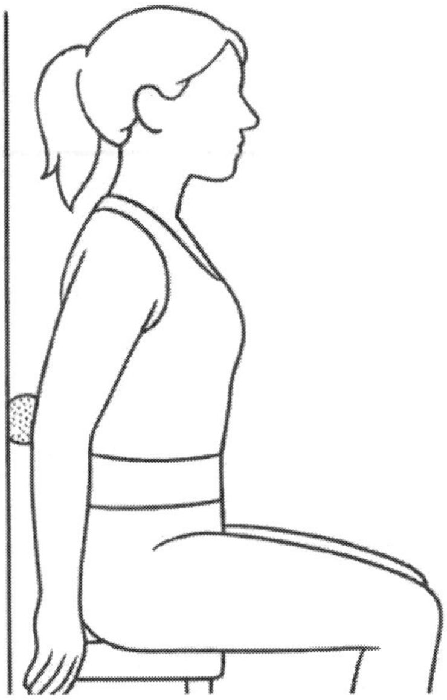

QL-PUNKTMASSAGE (1 MINUTE PRO SEITE)

Hilfsmittel: Massageball oder Doppelkugel

Position: Stehend an der Wand oder liegend

- Ball knapp oberhalb des Beckenkamms, ca. 5 cm neben der Wirbelsäule platzieren.
- Sanft hineinlehnen oder ruhig halten.
- Nach 1 Minute Seite wechseln.

Löst tiefe Verspannungen im unteren Rücken, die unbemerkt Energie rauben.

GESÄß-ROLLMASSAGE (1 MINUTE PRO SEITE)

Hilfsmittel: Rolle oder Ball

Position: Sitzend, ein Bein über das andere geschlagen

- Gewicht auf die betroffene Gesäßseite verlagern.
- Langsam rollen und bei Spannungen kurz verweilen.

Entlastet Becken und Lendenbereich, lockert die Hüftrotatoren.

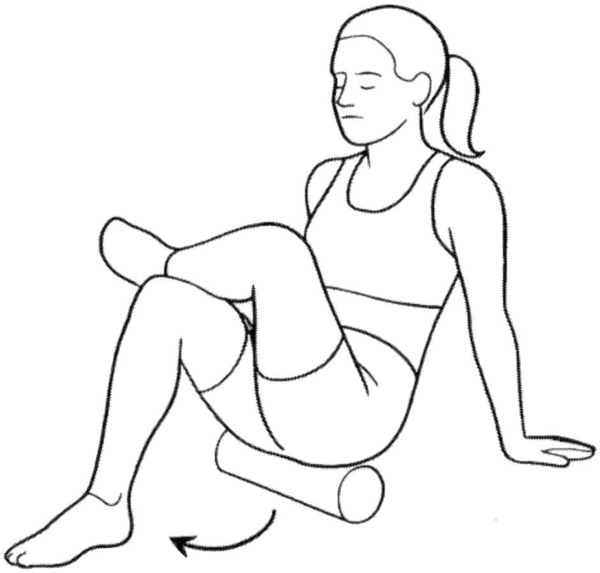

WADENPRESSEN + BEUGEN – 1 MINUTE PRO SEITE

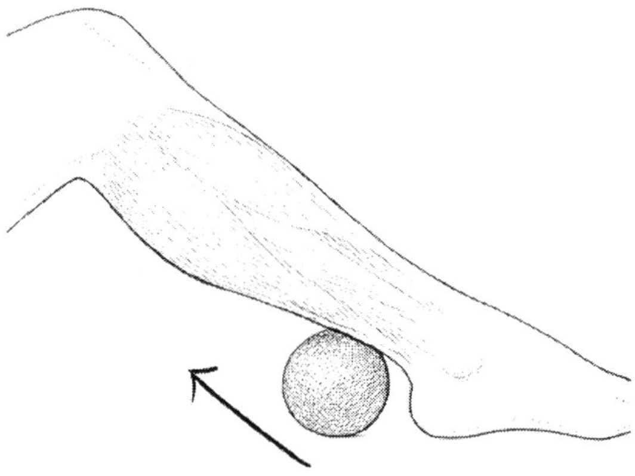

Hilfsmittel: Massageball oder Rolle

Position: Sitzend oder auf dem Boden

- Ball unter die Wade legen.
- Mit dem Bein leicht Druck ausüben.
- Fuß langsam beugen und strecken.
- Seitenwechsel nach 1 Minute.

Fördert die Durchblutung, lockert steife Unterschenkel und verbessert den Bewegungsfluss.

VAGUS-ATMUNG + BEINE HOCHLAGERN – 3 MINUTEN

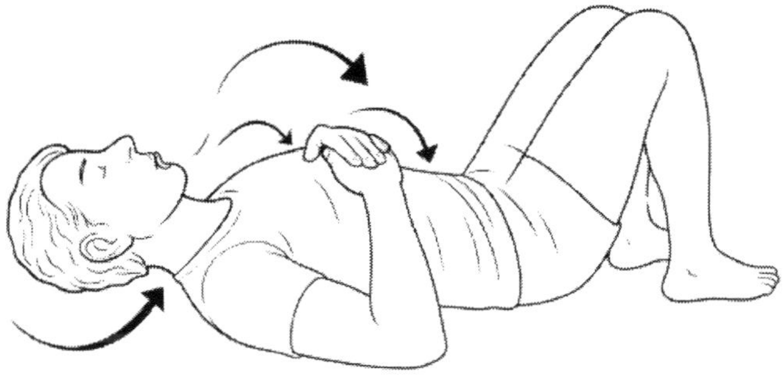

Hilfsmittel: Wand oder Kissen

Position: Liegend mit hochgelagerten Beinen

- Hände auf den Bauch legen.
- 4 Sekunden durch die Nase einatmen.
- 6–8 Sekunden durch den Mund ausatmen und dabei summen oder seufzen.
- Augen schließen, Schultern loslassen, Körper entspannen.

Versetzt dein System in den „Ruhemodus", unterstützt die Regeneration und bereitet auf den Schlaf vor.

So fühlst du dich danach:

- Mit tieferem, ruhigerem Atem
- Locker in Hüften, Rücken und Waden
- Innerlich still und zentriert
- Bereit für tiefen, erholsamen Schlaf

Zusatztipp: Verstärke die Wirkung mit ruhiger Musik, Lavendelduft oder Kerzenschein für ein echtes Abendritual.

ABENDLICHE EMOTIONSLÖSUNG – Körper & Geist in Einklang bringen

Ziel: Emotionale Anspannung loslassen, körperliche Blockaden lösen und inneren Frieden fördern.

Diese sanfte Routine ist ideal für Abende, an denen du dich innerlich überladen fühlst, Gedanken nicht zur Ruhe kommen oder dein Körper angespannt ist, ohne dass du genau weißt, warum.

Am besten in ruhiger Umgebung, bei gedämpftem Licht und optional mit leiser Musik oder Stille. Lass deinen Körper den Ton angeben – Tränen, Seufzer, Gähnen oder sogar Lachen sind willkommen.

⏱ **Gesamtdauer: ca. 8–9 Minuten**

1. SUBOKZIPITAL-HALT – 2 MINUTEN

Hilfsmittel: 2 Tennisbälle in einer Socke oder spezielles Nackenwerkzeug

Position: Auf dem Rücken liegend

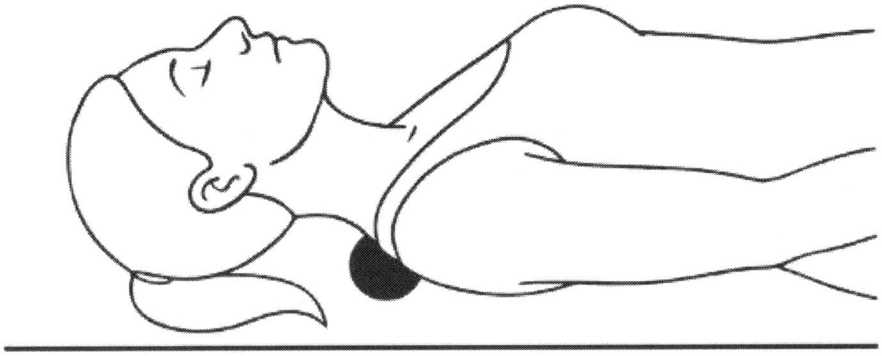

- Lege die Bälle unter den Schädelansatz (nicht den Nacken).
- Lass deinen Kopf vollständig einsinken.
- Optional: winzige "Ja/Nein"-Bewegungen mit dem Kopf.
- Atme langsam durch die Nase. Löst Spannungen im oberen Nackenbereich – oft der Ursprung von Kopfschmerzen, Reizüberflutung und innerer Unruhe.

2. KIEFER- UND SCHLÄFENMASSAGE – 1–2 MINUTEN

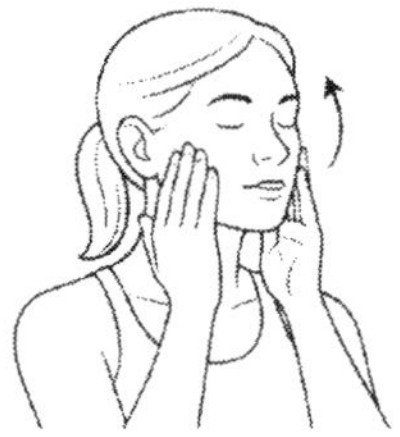

Hilfsmittel: Fingerspitzen

Position: Sitzend oder liegend

- Massiere sanft die Wangenmuskeln (Masseter) in kleinen Kreisen.
- Wandere zu den Schläfen und massiere weiter.
- Öffne und schließe langsam den Kiefer.
- Atme ruhig weiter. Hilft beim Loslassen von Emotionen, die sich tagsüber im Gesicht und Kiefer „festgesetzt" haben.

3. HANDFLÄCHEN-ROLLMASSAGE – 1 MINUTE PRO HAND

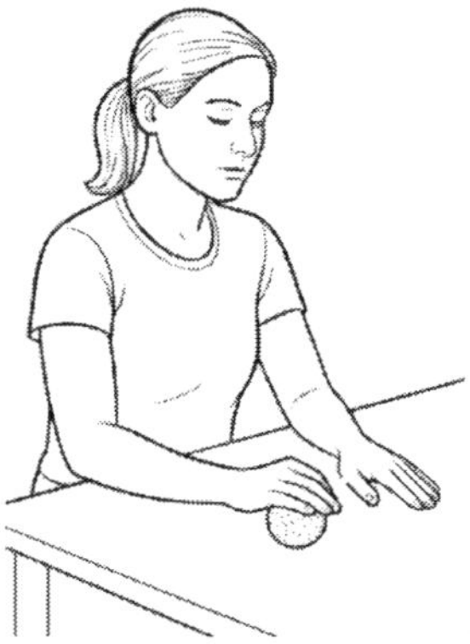

Hilfsmittel: Massageball

Position: Sitzend am Tisch oder auf dem Boden

- Rolle langsam von der Handwurzel bis zu den Fingerspitzen.
- Verweile an empfindlichen Stellen.
- Danach Seitenwechsel. Löst feine Spannungen in den Händen – besonders nach emotionalen Belastungen oder Reizüberflutung.

4. SEITLICHE ATEMDEHNUNG – 1 MINUTE

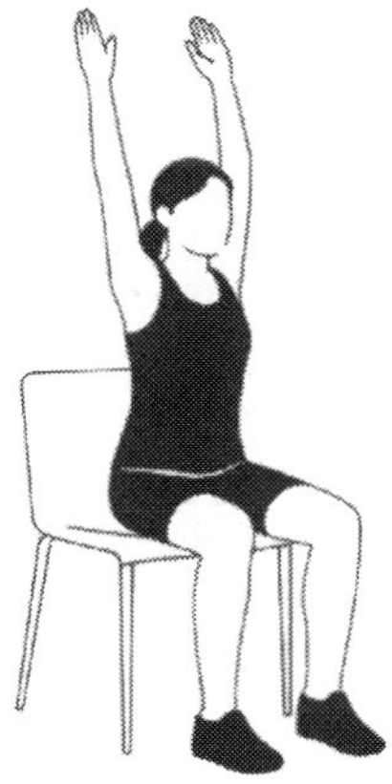

Hilfsmittel: Keine

Position: Stehend oder sitzend

- Hebe mit der Einatmung beide Arme über den Kopf.
- Beuge dich sanft zu einer Seite beim Ausatmen.
- Zur Mitte zurückkehren und zur anderen Seite wiederholen. Öffnet Zwerchfell und Rippen – beides stark von Emotionen beeinflusst.

5. SUMMEN-ATEM MIT GESCHLOSSENEN AUGEN – 3 MINUTEN

Hilfsmittel: Keine

Position: Liegend oder sitzend, Hände auf Brust oder Herz

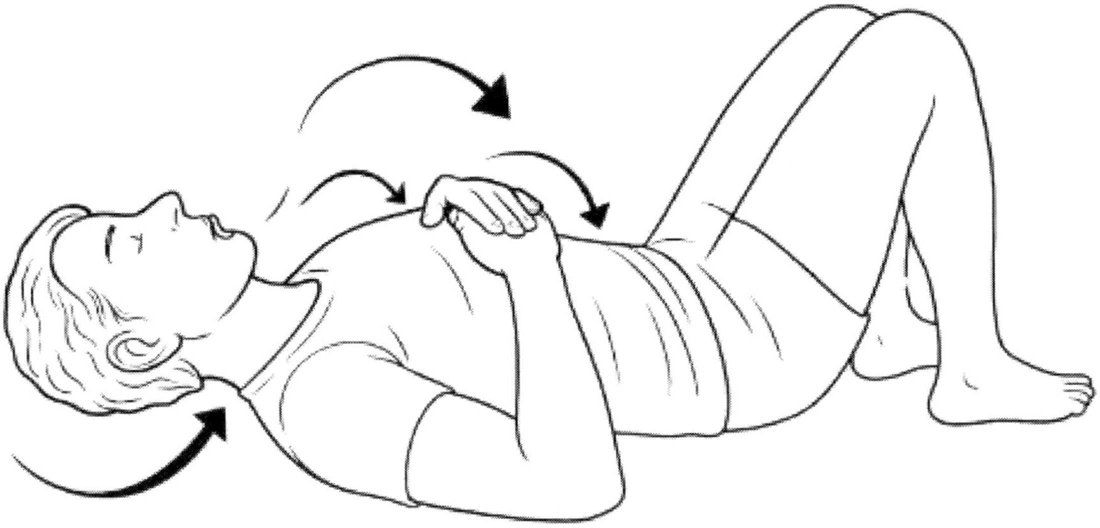

- Atme 4 Sekunden durch die Nase ein.
- Atme 6–8 Sekunden durch die Lippen aus und summe leise („mmm“).
- Spüre die Vibration in Gesicht, Hals und Brust.
- Wiederhole für 3 Minuten. Das Summen beruhigt den Vagusnerv, senkt den Stresspegel und unterstützt emotionales Loslassen – ganz ohne Worte.

Was du dabei spüren könntest:

- Gähnen oder Seufzen
- Kribbeln in Gesicht, Händen oder Brust
- Tränen oder innere Wärme
- Tiefe Ruhe im Körper

Erlaube dir, einfach zu fühlen. Es gibt nichts zu „lösen“. Nur loslassen.

KÖRPER & GEIST ABSCHALTEN – Der Vollständige Ruhemodus

Ziel: Kopf abschalten, Nervensystem herunterfahren, Anspannung lösen. Von „tun“ in „sein“ wechseln.

Diese Praxis eignet sich hervorragend an überreizten Tagen, nach emotionalem Stress oder mentaler Überforderung.

⏱ **Gesamtdauer: ca. 10–12 Minuten**

Licht dimmen. Handy aus. Sanfte Musik oder völlige Stille. Dies ist deine Zeremonie der Stille.

1. GESÄß-ROLLMASSAGE – 1 MINUTE PRO SEITE

Hilfsmittel: Faszienrolle oder Massageball

Position: Sitzend, ein Bein über das andere geschlagen

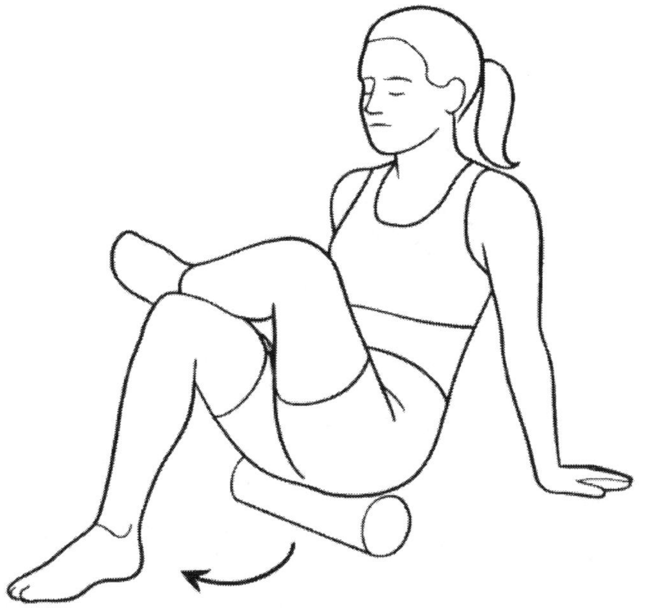

- Rolle über das Gesäß des gekreuzten Beins.
- Halte inne bei empfindlichen Stellen und atme tief aus. Löst tiefe Spannung im Becken – wichtig für vollständige Entspannung.

2. FUẞFASZIEN-WECKRUF – 1 MINUTE PRO FUẞ

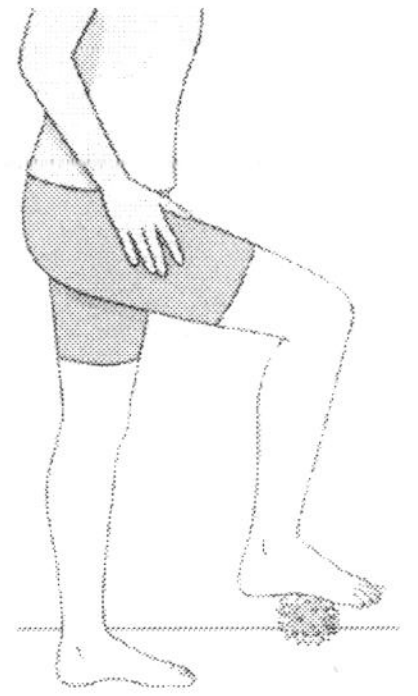

Hilfsmittel: Massageball (glatt oder mit Noppen)

Position: Stehend oder sitzend

- Rolle von der Ferse bis zu den Zehen.
- Dann kleine Kreise unter dem Fußgewölbe. Aktiviert den „Boden unter dir" – wichtig, um sich sicher und geerdet zu fühlen.

3. BRUSTWIRBEL-DEHNUNG MIT ATMUNG – 2 MINUTEN

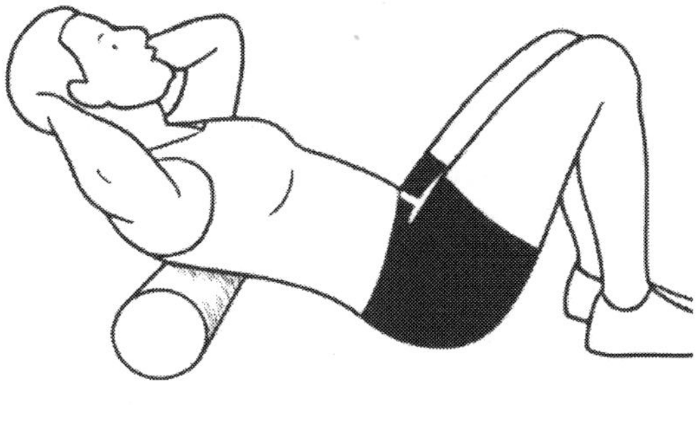

Hilfsmittel: Faszienrolle

Position: Auf dem Rücken liegend, Knie gebeugt

- Rolle quer unter dem oberen Rücken platzieren.
- Arme hinter dem Kopf verschränken.
- Sanft über die Rolle zurücklehnen, beim Einatmen öffnen, beim Ausatmen zurück. Öffnet Brustkorb und Lunge – für tiefes, befreites Atmen.

4. VAGUSNERV-ATEM MIT AUGENBEDECKUNG – 3 MINUTEN

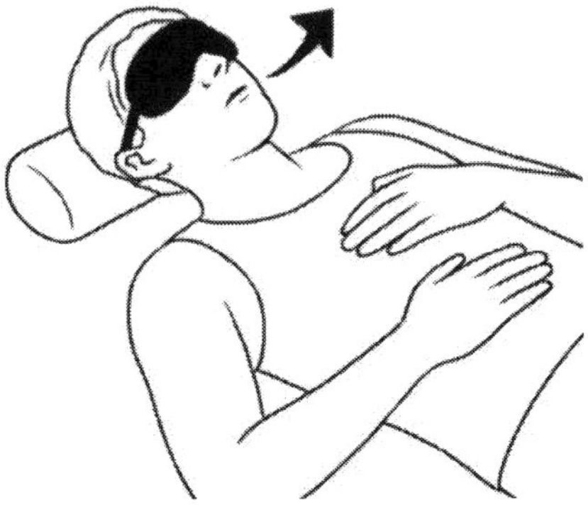

Hilfsmittel: Augenmaske oder Handfläche

Position: Liegend mit geschlossenen Augen

- Atme 4 Sekunden tief durch die Nase ein.
- Atme 6–8 Sekunden summend, seufzend oder flüsternd aus.
- Wiederhole für 3 Minuten. Reguliert Herzfrequenz, reduziert Cortisol und lässt dich tief loslassen.

5. BEINE HOCH – RUHENDE STILLE – 3–5 MINUTEN

Hilfsmittel: Wand oder Kissenstapel

Position: Auf dem Rücken, Beine erhöht

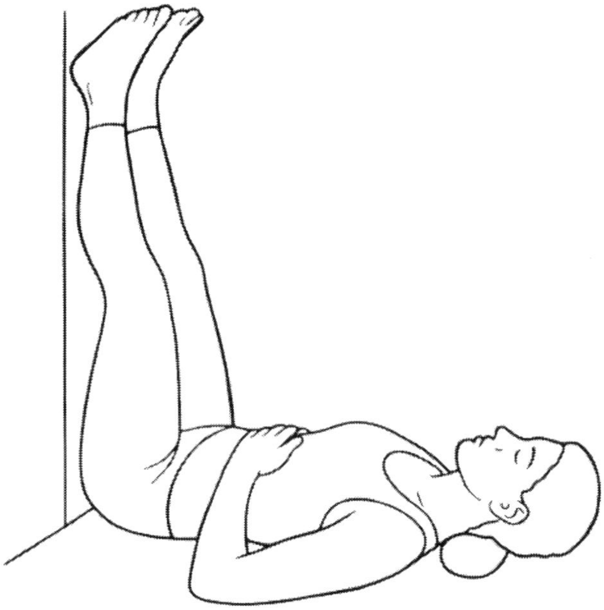

- Beine an Wand oder Polster stützen.
- Hände auf Bauch und Brust.
- Augen schließen. Keine Bewegung. Kein Denken. Nur spüren und atmen. Fördert Durchblutung, Lymphfluss und bringt dein Gehirn in Ruhewellen.

Was danach bleibt:

- Tiefer, ruhiger Atem
- Weniger Gedanken
- Gefühl von Erdung und Schwere
- Vielleicht Tränen, vielleicht Stille – und ein echtes inneres Zurückkehren

Nutze diese Routine als dein persönliches „Power-off"-Ritual – besonders am Wochenende, nach Reisen oder vor emotional herausfordernden Tagen.

Tipp: Wenn du sie regelmäßig machst, beginnt dein Körper, sie mit Ruhe zu verbinden – ganz automatisch.

WOCHENPLANER & CHECKLISTE FÜR KÖRPERLICHE ENTLASTUNG

Deine Schmerzreduktion ist kein einmaliger Akt – sie ist eine tägliche Praxis.

Dieser flexible Wochenplan hilft dir, eine stabile Routine aufzubauen, herauszufinden, was dir guttut, und im Einklang mit deinem Körper zu bleiben.

Wähle täglich 1–2 kurze Sequenzen oder plane 3 längere Einheiten pro Woche – je nachdem, was du brauchst.

Dein Nervensystem braucht keine Perfektion – es liebt **Rhythmus**.

ZIELE DER WOCHE (WÄHLE DEINE SCHWERPUNKTE)

☐ Verspannungen in Nacken und Schultern lösen

☐ Schlafqualität verbessern

☐ Belastung durch langes Sitzen oder Fahren ausgleichen

☐ Schmerzen im unteren Rücken oder in der Hüfte lindern

☐ Stress und innere Unruhe abbauen

☐ Haltung verbessern und Faszien hydratisieren

☐ Kopfschmerzen oder Kieferpressen vorbeugen

☐ Ganzkörper-Reset für mehr Klarheit und Wohlbefinden

TÄGLICHER ÜBUNGSTRACKER

TAG	MORGENBOOST	MINI-PAUSE	ABEND-RESET	ROUTINE / NOTIZEN
MONTAG	☐	☐	☐	
DIENSTAG	☐	☐	☐	
MITTWOCH	☐	☐	☐	
DONNERSTAG	☐	☐	☐	
FREITAG	☐	☐	☐	
SAMSTAG	☐	☐	☐	
SONNTAG	☐	☐	☐	

Auch wenn du nur eine kleine Übung machst (z. B. Subokzipital-Hold oder Fußrollen), hake es ab. Der Erfolg liegt in der Regelmäßigkeit.

WOCHENÜBERSICHT – VORSCHLÄGE ZUR ABWECHSLUNG

TAG	VORGESCHLAGENE ROUTINE(S)
MONTAG	Morgen-Energie + Ischias-Flow
DIENSTAG	Nacken-Reset (mittags) + 5-Minuten-Abendroutine
MITTWOCH	Kopfschmerz-Linderung oder Emotionale Entlastung
DONNERSTAG	Morgenroutine + Reset nach langer Fahrt
FREITAG	10-Min-Abendentspannung oder Vagus-Atemtechnik
SAMSTAG	Körper & Geist Ausschalten (Erholung pur)
SONNTAG	Emotionale Entlastung + Beine-Hoch-Liegen

RÜCKBLICK DER WOCHE – DEINE REFLEXION

Notiere dir zum Wochenende 1–2 Sätze:

- Was hat sich diese Woche besser angefühlt?

....

....

- Welche Körperstelle ist noch angespannt oder empfindlich?

....

....

- Welche Übung oder welcher Moment hat dir am meisten geholfen?

....

....

Bewahre diesen Plan in Reichweite auf – z. B. am Bett, Schreibtisch oder neben der Faszienrolle. Er ist dein persönlicher Fahrplan für einen entspannten Körper – ein Atemzug und eine Bewegung nach der anderen.

SCHRITT 6 – NERVENSYSTEM BERUHIGEN: INNERE RUHE AKTIVIEREN

Die Verbindung zwischen chronischen Schmerzen und Dauerstress

Chronischer Schmerz betrifft nicht nur Muskeln, Gelenke oder Faszien – er ist tief mit dem Nervensystem verbunden.

Wenn dein Körper sich ständig bedroht fühlt oder im Alarmmodus bleibt (Kampf- oder Fluchtreaktion), verändert sich deine Schmerzverarbeitung grundlegend.

So funktioniert es:

- Dein Gehirn scannt permanent – oft unbewusst – nach Gefahren.
- Unter Stress aktiviert sich dein sympathisches Nervensystem: Der Puls steigt, die Atmung wird flach, Muskeln spannen sich an.
- Wenn dieser Zustand zu lange andauert, bleibt dein Körper im "Überlebensmodus" hängen – und genau dann beginnt der Schmerz sich zu verselbstständigen.

Der Schmerz wird nicht nur ein Signal – er wird zum Muster.

Dein Körper "erwartet" förmlich das Unwohlsein, vor allem an bekannten Stellen wie Nacken, Rücken, Kiefer.

Selbst kleine Auslöser – schlechte Haltung, Grübeln, zu langes Sitzen – können den Kreislauf erneut starten.

Der Schmerz-Stress-Schmerz-Zyklus:

Schmerz → Spannung → Stress → noch mehr Schmerz → noch mehr Spannung → noch mehr Stress...

Aber die gute Nachricht: Du kannst diesen Kreislauf durchbrechen.

Durch gezielte Übungen für Faszien und Nervensystem kannst du dein Schmerzgedächtnis neu schreiben – nicht nur die Symptome lindern, sondern das Muster dahinter lösen.

So gelangst du in den parasympathischen (heilenden) Zustand

Der Parasympathikus ist dein inneres Reparaturprogramm – zuständig für Ruhe, Verdauung und Regeneration.

Wenn du ihn aktivierst, beginnt echte Heilung:

- Muskeln entspannen sich
- Entzündungen gehen zurück
- Die Atmung wird tiefer
- Schmerzempfinden nimmt ab
- Faszien werden wieder geschmeidig
- Körper und Geist kommen zur Ruhe

Du brauchst keine Tabletten, sondern **kleine Rituale**, die deinem Nervensystem signalisieren:

„Du bist sicher. Du darfst loslassen."

Werkzeuge zur Aktivierung des Heilmodus

1. ATEMARBEIT – DEIN RESET-KNOPF

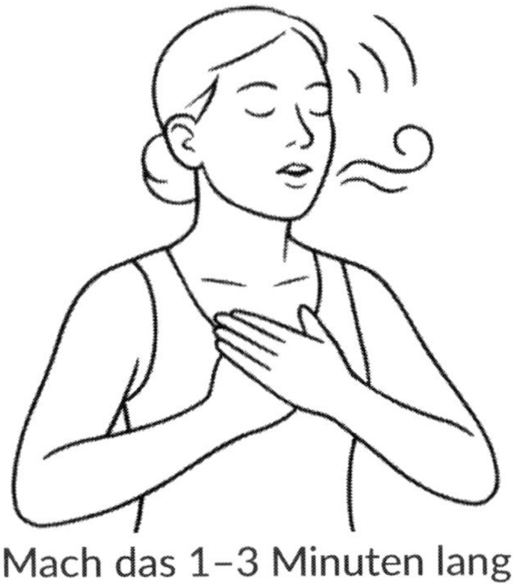

Der Atem ist die schnellste Möglichkeit, dein Nervensystem umzuschalten.

Probiere diesen Rhythmus:

- 4 Sekunden durch die Nase einatmen
- 6–8 Sekunden langsam durch den Mund ausatmen
- Dabei leise summen (z. B. ein sanftes „mmm")

Mach das 1–3 Minuten lang – du wirst spüren, wie dein System runterfährt.

Dein Körper wird ruhiger, schwerer, stabiler.

2. BODENKONTAKT – ZURÜCK INS HIER UND JETZT

Wenn Gedanken rasen oder der Körper sich „überall angespannt“ anfühlt, hilft Erdung.

Kleine Impulse, um dich neu auszurichten:

- Spüre deine Füße bewusst auf dem Boden
- Lege eine Hand auf dein Herz oder deinen Bauch
- Lege dich flach hin und atme in den unteren Rücken
- Rolle mit einem weichen Ball unter Handfläche oder Fuß

Diese Signale holen dich **zurück in deinen Körper** – und raus aus dem Kopfkino.

3. EMOTIONALE ENTLADUNG

Manche Schmerzen haben ihre Wurzel nicht im Körper – sondern in unterdrückten Gefühlen.

Verkrampfter Kiefer, gespannte Schultern, flacher Atem: oft ein Zeichen für „Zurückhalten“.

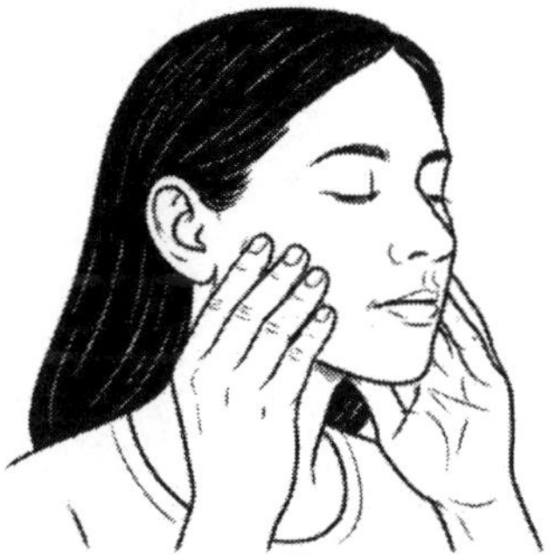

Sanfte Wege zum Loslassen:

- Kiefer oder Schläfen leicht massieren
- Gähnen, summen, seufzen
- Tränen zulassen, ohne sie zu bewerten
- Augen schließen und mit dem Hinterkopf auf zwei Tennisbällen liegen

Diese stillen Entladungen helfen, tiefsitzenden Stress zu lösen.

Ziel ist nicht, „noch entspannter“ zu werden – sondern **nach und nach loszulassen**.

Je öfter du deinem System solche Mikro-Momente des Reset schenkst, desto weniger hält es an Spannung und Schmerzmustern fest.

Atem-, Erdungs- und Entlastungstechniken

Praktische Übungen, die du jederzeit einsetzen kannst – ob du nervös, verspannt oder einfach erschöpft bist.

ATEMWERKZEUGE – Umprogrammieren durch Atmen

ZWERCHFELLATMUNG (4-6-RHYTHMUS)

- 4 Sekunden durch die Nase einatmen – Bauch wölbt sich
- 6 Sekunden durch den Mund ausatmen – langsam und leise
- 1–2 Minuten wiederholen

Diese Technik schaltet von „Alarmbereitschaft“ auf „Regeneration“ um.

Spannung und Schmerzempfinden lassen nach.

SUMMENDER ATEM

- Wie oben, aber beim Ausatmen leise summen („mmm“)
- Spüre die Vibration im Gesicht, Hals und Brust

Das aktiviert den **Vagusnerv**, beruhigt den Herzschlag und hilft besonders bei Kiefer- oder Nackenverspannungen.

BOX-BREATHING (BEI ANGST/PANIK)

- 4 Sekunden einatmen
- 4 Sekunden Atem halten
- 4 Sekunden ausatmen
- 4 Sekunden Pause
- 4–6 Runden wiederholen

Stabilisiert das Nervensystem, reduziert Stress und bringt mentale Klarheit zurück.

ERDUNGSTECHNIKEN – Körperlich wieder ankommen

Wenn du dich innerlich überreizt fühlst oder Schmerz diffus ist, helfen Erdung und Präsenz.

MIT DEN FÜßEN ERDEN

- Aufrecht stehen, Füße fest spüren
- Gewicht langsam von links nach rechts verlagern
- Atme, als würdest du Wurzeln in den Boden wachsen lassen

Hilft bei innerer Unruhe und bringt dich zurück in deinen Körper.

HANDDRUCK ZUR SELBSTBERUHIGUNG

- Eine Hand auf die Brust, die andere auf den Bauch legen
- Leicht drücken und bewusst in die Hände atmen
- Spüre Wärme, Rhythmus, Sicherheit

Ein direkter Reiz ans Gehirn: **„Hier ist es ruhig, du bist sicher."**

SELBSTUMARMUNG IM SITZEN

- Sitze aufrecht, Füße am Boden
- Umarme deine Taille oder Beine sanft
- Augen schließen, Atmung verlangsamen

Ein einfaches Zeichen für Geborgenheit: **„Du wirst gehalten."**

Emotionale Entlastung – Wenn der Körper spricht

Gefühle verschwinden nicht einfach. Sie verankern sich tief im Gewebe – in Muskeln, Atmung und Faszien. Die folgenden Übungen helfen dir, diese Spannungen sanft zu lösen.

Kiefermassage & Seufzen

- Lege deine Finger sanft auf die Kaumuskeln an den Wangen.
- Öffne und schließe langsam den Mund.
- Lasse beim Ausatmen einen langen, befreienden Seufzer los.

Ideal, um angestaute Emotionen im Gesicht, Kiefer oder Halsraum zu lösen – wohltuend und kraftvoll zugleich.

Summen & sanftes Wiegen

- Setze oder lege dich bequem hin, halte ein Kissen oder umarme deine Knie.
- Summe leise bei jedem Atemzug.
- Wiege dich dabei sanft von einer Seite zur anderen.

Diese Kombination erinnert an frühe Beruhigungsimpulse des Nervensystems – beruhigend bis in die Tiefe.

Freier Ausdruck (Tränen, Gähnen, Seufzen, Lachen)

- Erlaube dir, loszulassen – du musst nicht „funktionieren".
- Kommen Tränen, lass sie fließen.
- Spürst du ein Gähnen oder Lachen? Lass es zu.

Dein Körper befreit sich auf seine Weise – jenseits von Worten. Diese Reaktionen sind kein Schwächezeichen, sondern ein Zeichen von Heilung.

Tipp: Am wirksamsten sind diese Werkzeuge, wenn du sie regelmäßig nutzt – bevor der Schmerz sich zuspitzt oder Emotionen explodieren. Es geht nicht um Kontrolle, sondern um Rückverbindung mit dir selbst.

Schluss mit dem Schmerz–Stress–Schmerz-Kreislauf

Schmerzen erzeugen Stress. Und Stress verschärft Schmerzen. Doch dieser Kreislauf lässt sich durchbrechen.

Wenn dein Körper dauerhaft im Alarmzustand (Kampf-oder-Flucht) bleibt, reichen kleine Auslöser wie schlechte Haltung, Bildschirmzeit oder emotionale Belastung aus, um Schmerzen zu verstärken. Das Gehirn beginnt, Unwohlsein „einzuplanen", und du bleibst gefangen.

Der Kreislauf sieht oft so aus:

Schmerz → Anspannung → Stress → Übererregung → Mehr Schmerz → Erschöpfung → Frust → Wiederholung

---

Aber die Wahrheit ist: Dein Körper ist nicht kaputt – er ist überfordert.

Sobald er Signale von Sicherheit empfängt, beginnt sich der Kreislauf aufzulösen.

DIE 3-SCHRITTE-STRATEGIE ZUM RESET

Statt großer Veränderungen braucht dein System kleine Rituale, die dir helfen, aus dem Schmerz-Stress-Modus auszusteigen. Schon 5 Minuten können reichen.

1. Frühwarnzeichen erkennen

Der Körper flüstert, bevor er schreit.

Achte auf diese Hinweise:

- Du beißt unbewusst die Zähne zusammen
- Deine Schultern sind ständig angespannt
- Schmerzen treten „ohne Grund" auf
- Du fühlst dich gereizt, überdreht oder leer
- Du bist müde, kannst aber nicht abschalten

Pausiere und frage dich:

„Wo spüre ich Spannung?"

„Welcher Teil von mir fühlt sich überfordert oder unsicher?"

2. Mit einem gezielten Tool reagieren

Warte nicht, bis der Schmerz unerträglich ist. Nutze direkt eine Mikro-Intervention:

Symptom	Effektives Tool
Nacken/Kiefer verspannt	Kieferpunkt + tiefer Ausatmer
Rücken hart/steif	Gesäß-Rollmassage + Bauchatmung
Ischias gereizt	Piriformis-Release + Waden-Press-Stretch
Emotionale Überlastung	Summende Atmung + Hand auf Brust
Allgemeine Spannung	Drehbewegung + Vagus-Atemtechnik

5 Minuten bewusste Regulation sind besser als 30 Minuten Ignorieren.

3. Den Kreislauf durch Wiederholung umlernen

Dein Nervensystem lernt durch Wiederholung – nicht durch Intensität.

Verankere täglich einen Moment, in dem du deinem Körper vermittelst:

„Du bist sicher. Du darfst loslassen."

Das kann sein:

- Eine Faszien-Übung am Morgen
- Ein Mini-Reset am Mittag
- Eine Abendroutine zum Abschalten
- Oder nur ein bewusster Atemzug mit Achtsamkeit

Mit der Zeit verändert sich dein inneres Gleichgewicht – weg vom „Warten auf Schmerz“, hin zu einem aktiven Umgang.

Den Kreislauf neu deuten

Früher: „Es tut wieder weh – mit mir stimmt etwas nicht.“

Jetzt: „Das ist ein Signal. Ich weiß, was ich tun kann. Ich habe die Kontrolle.“

So beginnt der Wandel:

Mit einem kleinen, bewussten Reset – immer wieder.

Im nächsten Abschnitt lernst du gezielte Techniken zur Aktivierung des Vagusnervs kennen – dem „Beruhigungsschalter“ deines Körpers, der tiefe Regeneration von innen heraus möglich macht.

SCHRITT 7 – Aktivierung des Vagusnervs: Schalte deinen Heilungsmodus ein

Was ist der Vagusnerv – und warum ist er so entscheidend?

Der Vagusnerv ist der längste Hirnnerv im Körper. Er entspringt im Hirnstamm und verläuft durch Brust, Lunge, Herz, Zwerchfell und Verdauungstrakt.

Man kann ihn sich wie eine innere Beruhigungsautobahn zwischen Gehirn und Körper vorstellen.

Er steuert das parasympathische Nervensystem – jenes System, das für Erholung und Regeneration zuständig ist. Der Vagusnerv hilft dabei:

- Den Herzschlag zu verlangsamen
- Die Atmung zu vertiefen
- Die Verdauung zu fördern
- Entzündungen zu reduzieren
- Stimmung und Konzentration zu stabilisieren
- Die Schmerzempfindlichkeit zu regulieren

Ist der Vagusnerv aktiviert und gut reguliert, fühlt sich der Körper sicher – und Heilung kann stattfinden.

Wenn er jedoch blockiert oder inaktiv ist, bleiben Stress und Schmerzen im System gefangen.

Deshalb ist die tägliche Stimulation des Vagusnervs eines der kraftvollsten Werkzeuge, um Schmerzen zu lindern, emotionales Gleichgewicht zu fördern und das Nervensystem zu stärken.

Einfache Techniken zur Aktivierung des Vagusnervs

Diese Methoden sind leicht umzusetzen, kostenlos und wissenschaftlich fundiert.

Du kannst sie jederzeit anwenden – besonders hilfreich sind sie abends, nach Belastung oder nach dem Sport.

1. ZWERCHFELLATMUNG (BAUCHATMUNG)

Der Vagusnerv verläuft durch das Zwerchfell – tiefe Atmung in den Bauch ist daher ein direkter Weg zur Aktivierung.

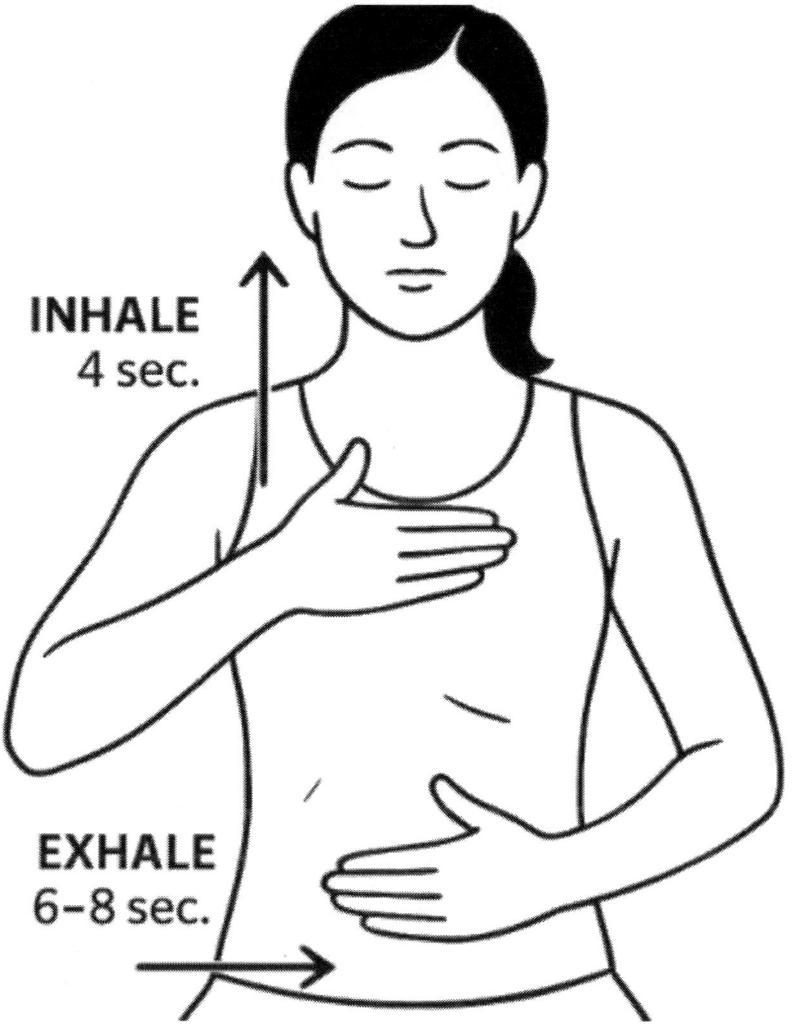

So geht's:

- Lege eine Hand auf die Brust, die andere auf den Bauch.
- Atme 4 Sekunden lang durch die Nase ein – der Bauch hebt sich.
- Atme 6–8 Sekunden langsam durch den Mund aus – der Bauch senkt sich.
- Wiederhole für 2–3 Minuten oder bis du spürst, wie dein Körper weicher wird.

Fördert den Parasympathikus, senkt die Herzfrequenz und beruhigt Entzündungen.

2. KLANG UND VIBRATION (SUMMEN, TÖNEN, SINGEN)

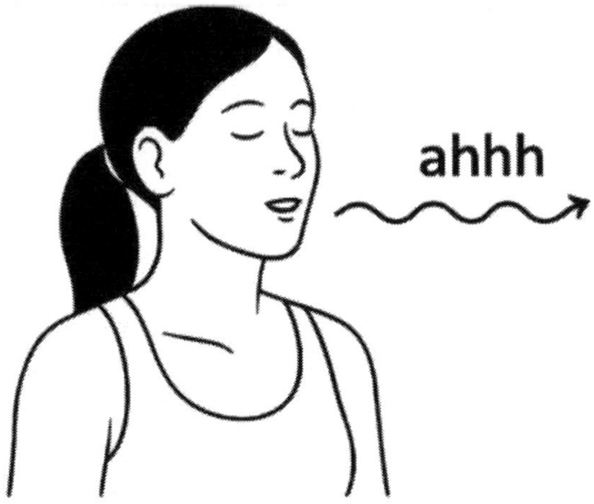

Der Vagusnerv ist mit den Stimmbändern und dem Innenohr verbunden. Tiefe, ruhige Töne wirken direkt auf diesen Weg.

So funktioniert's:

- Atme ruhig ein.
- Beim Ausatmen summe sanft „mmm", „ommm" oder ein entspanntes „ahhh".
- Spüre die Vibration in Hals, Brust oder Gesicht.
- 2–5 Minuten lang wiederholen – gerne mit geschlossenen Augen.

Erhöht den Vagus-Tonus, beruhigt das Nervensystem und hilft, emotionale Anspannung zu lösen.

3. KÄLTEANWENDUNG

Kurze, gezielte Kältereize regen den Vagusnerv an und fördern die Regeneration.

Mögliche Anwendungen:

- Kaltes Wasser ins Gesicht spritzen – besonders um Augen und Wangen.
- Einen kühlen Waschlappen auf Brust oder Nacken legen.
- Eine kalte Dusche (auch nur 30 Sekunden zum Schluss reichen).
- Oder ein Glas kaltes Wasser trinken und bewusst die Empfindung wahrnehmen.

Regt die Vagusenden an, reduziert Entzündung und bringt geistige Klarheit.

Tipp: Kombiniere die Techniken für maximale Wirkung

Zum Beispiel:

- Bauchatmung + Summen
- In gedimmtem Licht
- Barfuß oder mit festen Bodenkontakt
- Und kaltes Wasser griffbereit

Innerhalb weniger Minuten kannst du spüren, wie dein Nervensystem zur Ruhe kommt.

Tägliche Vagusnerv-Aktivierungsroutine + Empfindungstagebuch

Aktiviere täglich deinen inneren Heilungsschalter.

Kleine, regelmäßige Übungen können dein Nervensystem nachhaltig regulieren.

Du kannst die Übung morgens, nach Stress oder vor dem Schlafengehen durchführen – sie ist deine tägliche Botschaft an den Körper:

Diese 5–10-minütige Routine hilft dir, den Vagusnerv zu aktivieren, deinen Körper zurück ins Gleichgewicht zu bringen und dich selbst wieder bewusst zu spüren.

„Du bist sicher. Du darfst loslassen."

Tägliche Vagusnerv-Routine (5–10 Minuten)

1. ERDUNG & RUHE – 1 MINUTE

Setze oder stelle dich ruhig hin. Spüre den Kontakt deiner Füße mit dem Boden.

Schließe die Augen und beobachte deinen Atem – ohne etwas zu verändern.

2. BAUCHATMUNG (4-6-MUSTER) – 2-3 MINUTEN

- Atme durch die Nase 4 Sekunden lang ein
- Atme durch den Mund 6 Sekunden lang langsam aus
- Der Bauch hebt und senkt sich ganz natürlich
- Lege eine Hand auf die Brust, die andere auf den Bauch. Sobald du gähnst, seufzt oder dich schwerer fühlst – ist das ein Zeichen, dass dein Nervensystem reagiert.

3. STIMMAKTIVIERUNG (SUMMEN ODER „OM") – 2 MINUTEN

- Atme langsam ein
- Atme aus und summe sanft: „mmm", „ommm" oder „aaaah"
- Spüre die Vibration im Gesicht, in der Kehle und im Brustraum. Das regt den Vagusnerv an, entspannt Gesichtsmuskeln und reduziert Spannungen in Kiefer, Nacken und Kopf.

4. KÄLTEREIZ – 30 SEKUNDEN

- Spritze kaltes Wasser ins Gesicht
- Oder lege ein kühles Tuch oder Kühlpad auf den oberen Brustbereich oder den Nacken . Diese sanfte Kältestimulation aktiviert Vagus-Endpunkte und unterstützt dein Reset.

5. KÖRPERSCAN – 1 MINUTE

Bleibe ruhig und nimm wahr:

- Ist dein Atem ruhiger?
- Fühlen sich die Schultern entspannter an?
- Spürst du Wärme, Kribbeln oder innere Ruhe?

EMPFINDUNGSTAGEBUCH: SO REAGIERT DEIN KÖRPER

Nutze dieses einfache Journal, um nach der Routine deine Wahrnehmung festzuhalten – oder wann immer du dich mit deinem Körper verbinden möchtest:

Datum	Was ich vorher fühlte	Was ich gemacht habe	Was ich danach spürte	Stimmung / Notizen
Montag	Unruhe, verspannter Kiefer	Atem + Summen + Kälte	Brust entspannter, Gähnen, ruhiger Atem	Geerdeter, weniger reizbar
Dienstag	Benommen, Rückenschmerz	Fußmassage + Atemübung	Aktivere Füße, aufrechter Sitz	Mehr Fokus, mehr Leichtigkeit

Warum das hilft: Wer regelmäßig auf seinen Körper hört, erkennt Muster, bleibt motiviert und lernt, welche Methoden wirklich wirken.

Wichtig: Du musst nicht perfekt sein. Schon 2 Minuten bewusster Reset sind wirksamer, als Schmerz und Stress einfach auszuhalten.

Vagusnerv-Aktivierung: Zusätzliche Übungen, die wirklich wirken

1. KRÄFTIGES GURGELN – EINFACH UND EFFEKTIV

Warum es wirkt: Regt den Vagusnerv über die Rachenmuskulatur und Stimmbänder an.

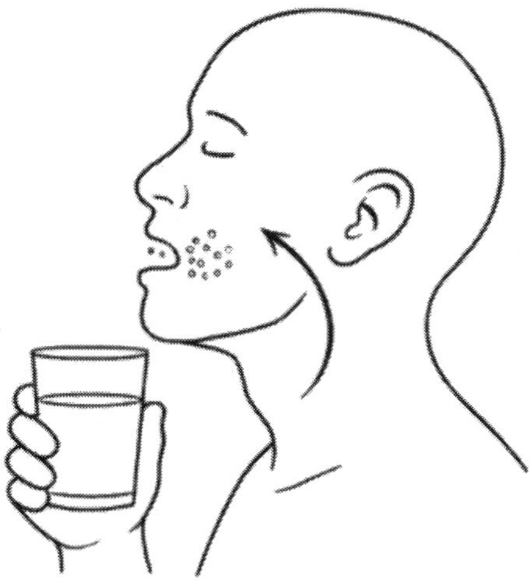

So geht's:

- Nimm einen kleinen Schluck Wasser.
- Gurgle tief und laut für ca. 30 Sekunden.
- Wiederhole das 2–3 Mal am Tag, idealerweise morgens.- Stärkt den vagalen Tonus, klärt den Halsbereich, verbessert die Stimme und aktiviert das parasympathische System.

2. SEITLICHES AUGENROLLEN (NUR MIT DEN AUGEN)

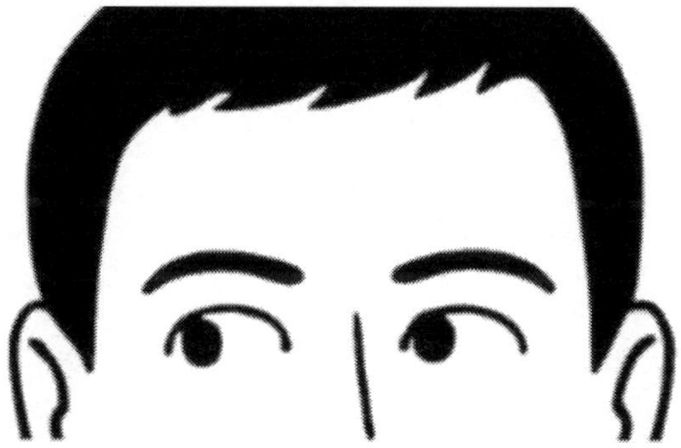

Warum es wirkt: Der Vagusnerv ist indirekt über Hirnnerven mit den Augen verbunden. Augenbewegungen können den Herzschlag beruhigen.

So geht's:

- Sitze ruhig mit geradem Kopf.
- Richte deinen Blick so weit wie möglich nach links, ohne den Kopf zu bewegen. Halte 30 Sekunden.
- Vielleicht musst du gähnen oder atmest tiefer – das ist ein gutes Zeichen.
- Wiederhole nach rechts. - Hilft dem Nervensystem, vom Stressmodus in den Ruhemodus zu wechseln – besonders nützlich bei Überforderung.

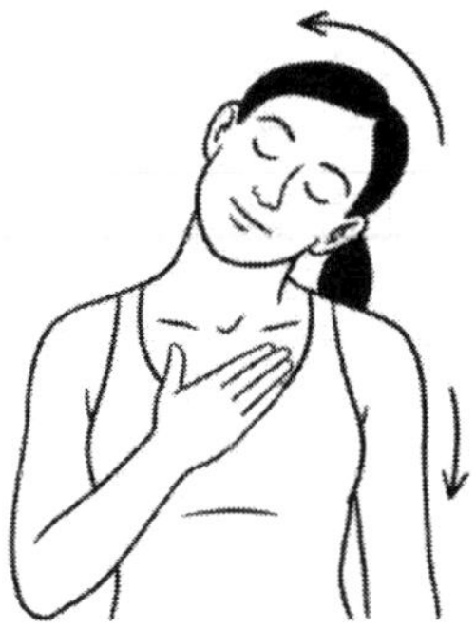

3. VAGUS-ATMUNG + NACKEN-DEHNUNG

Warum es wirkt: Kombiniert zwei Reize – tiefes Atmen und sanftes Dehnen – für doppelte Aktivierung.

So geht's:

- Atme tief durch die Nase ein.
- Beim Ausatmen neige den Kopf zur linken Seite (Schulter bleibt unten).
- Halte die Position und atme ruhig weiter.
- Wechsle die Seite. - Perfekt zur Lösung von Nackenspannungen durch Bildschirmarbeit oder Stress.

4. MUSIK MIT NIEDRIGER FREQUENZ ODER BINAURAL BEATS (50–500 HZ)

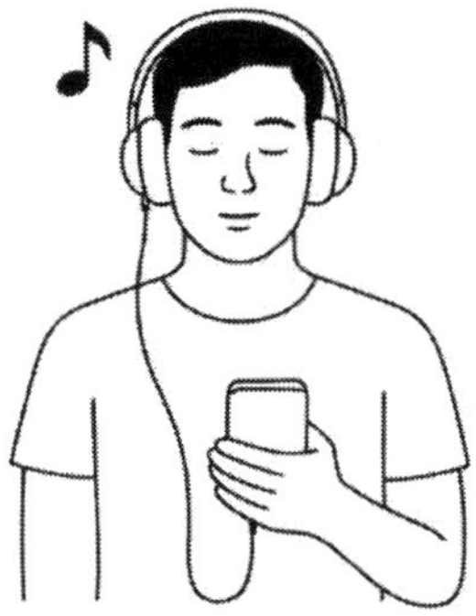

Warum es wirkt: Beruhigende Klänge wirken über das Gehör auf den Vagusnerv.

So geht's:

- Trage geräuschunterdrückende Kopfhörer.
- Höre ruhige Klänge, tiefe Cello-Musik oder heilige Gesänge (z. B. OM, gregorianisch).
- Besonders effektiv vor dem Schlafen oder nach Stress – 5–10 Minuten reichen. - Hilft, die Gehirnwellen zu verlangsamen, reduziert Angst und verbessert die Herzfrequenzvariabilität.

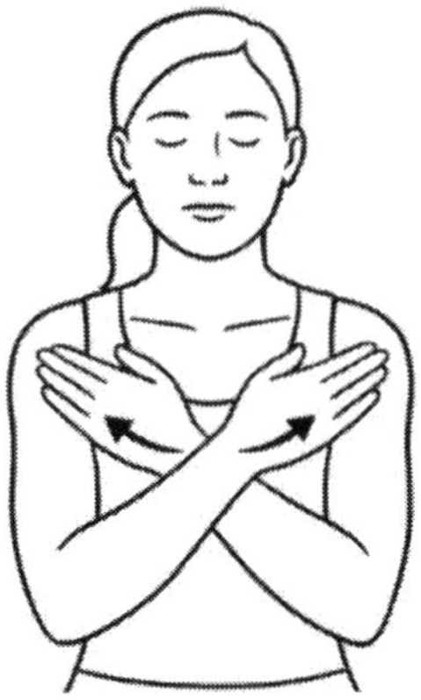

5. SCHMETTERLINGS-UMARMUNG (AUS DER EMDR-THERAPIE)

Warum es wirkt: Kombiniert beidseitige Reize mit Körperwahrnehmung.

So geht's:

- Überkreuze deine Arme und lege die Hände auf die Oberarme.
- Klopfe abwechselnd sanft links und rechts.
- Schließe die Augen und atme langsam. - Beruhigt das Nervensystem, reduziert Stress und bringt dich zurück in deinen Körper.

6. LAUTES SINGEN ODER TÖNEN MIT BRUSTRESONANZ

Warum es wirkt: Tiefe, schwingende Töne aktivieren intensiv den Vagusnerv über die Stimme.

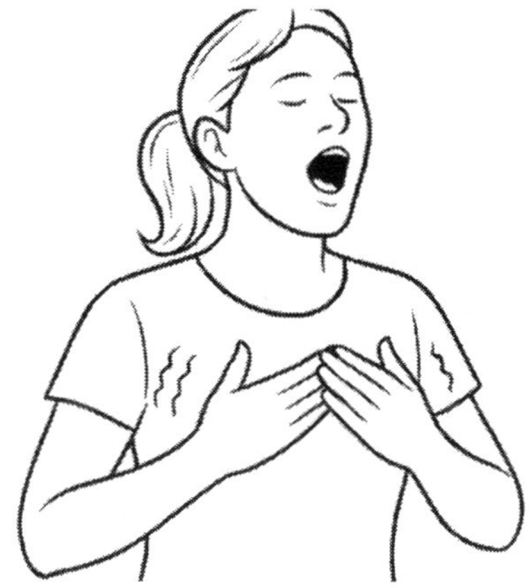

So geht's:

- Singe laut oder töne OM, Aaah, Uuuh oder Ooooh.
- Spüre die Vibration im Brustkorb und Hals.
- Mache das 2–5 Minuten lang. - Löst innere Spannung, verbessert die Stimmung und wirkt sofort entspannend.

7. WÄRMEWICKEL UM DEN HALS (PARADOXE BERUHIGUNG)

Warum es wirkt: Wärme vermittelt dem Gehirn ein Gefühl von Sicherheit – besonders in Kombination mit ruhigem Atmen.

So geht's:

- Lege ein warmes Tuch um Nacken und oberen Brustbereich.
- Setze dich ruhig hin und atme tief für 3–5 Minuten. - Sanfter Reiz für das Nervensystem, fördert Ruhe und Regeneration.

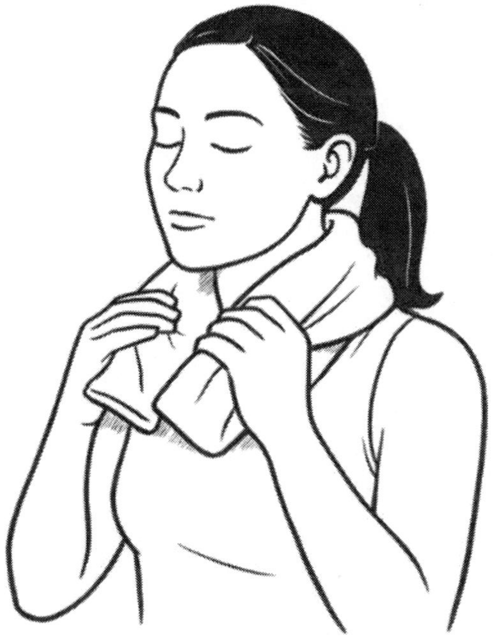

Extra-Tipp für dich:

Wähle 2–3 dieser Techniken und übe sie regelmäßig – auch dann, **wenn du dich noch nicht gestresst fühlst.**

So trainierst du dein System langfristig auf mehr Ruhe und Widerstandskraft.

SCHRITT 8 – Haltung & Mikro-Bewegungen: Schlechte Muster durchbrechen

Deine Haltung beeinflusst nicht nur dein äußeres Erscheinungsbild – sie wirkt sich direkt auf dein Nervensystem und dein Schmerzempfinden aus.

Schlechte Körperhaltung entsteht nicht durch Faulheit, sondern oft durch:

- Emotionalen Stress
- Muskuläre Dysbalancen
- Langes Sitzen oder Bewegungsmangel
- Mangelndes Körperbewusstsein

Die gute Nachricht? Du musst kein Haltungsperfektionist werden. Es reicht, wenn du dir deiner Haltung bewusst wirst – und täglich kleine, gezielte Korrekturen vornimmst.

Die 5 häufigsten Haltungsfehler (und wie du sie behebst)

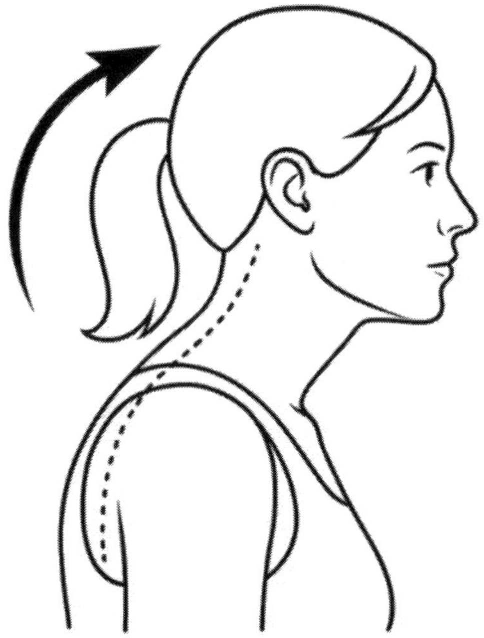

1. VORVERLAGERTER KOPF / „TECHNIK-NACKEN"

Wenn der Kopf nach vorne kippt, kann er ein Vielfaches seines Gewichts auf die Nackenmuskulatur ausüben.

Was hilft:

- Zieh das Kinn sanft nach hinten – nicht nach unten.
- Stell dir vor, du wirst am höchsten Punkt deines Kopfes nach oben gezogen.
- Nutze täglich Tools wie *Trap Pin & Tilt* oder den *Suboccipital Hold*.

2. RUNDRÜCKEN UND EINGESUNKENE BRUST

Entsteht oft durch stundenlanges Sitzen, schlechte Bildschirmgewohnheiten oder inneren Rückzug.

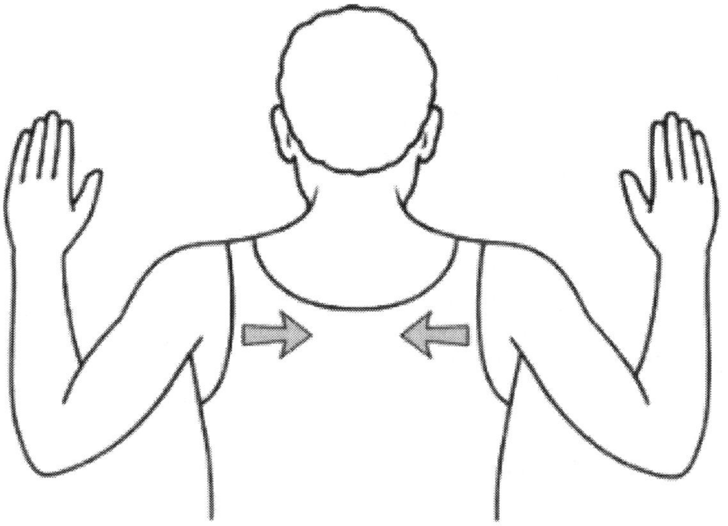

Was hilft:

- Öffne den Brustkorb mit *Thoracic Extensions* auf der Faszienrolle.
- Übe täglich *Schulterblatt-Zusammenziehen*.
- Stelle dir 3x täglich einen Reminder: „Herz anheben".

3. BECKENKIPPUNG (ZU WEIT VOR ODER ZU WEIT HINTEN)

Eine Kippung nach vorne oder hinten führt zu Verspannungen im unteren Rücken und Beckenbereich.

Was hilft:

- Löse den unteren Rücken mit *QL Ball Press*.
- Stärke Gesäßmuskulatur und dehne die Hüftbeuger (*TFL Ball Roll*).
- Beim Stehen: Steißbein leicht einrollen, Bauch aktivieren, neutrale Ausrichtung finden.

4. DURCHGESTRECKTE KNIE & STARRE BEINE

Dauerhaft gestreckte Beine blockieren den Fluss im Fasziengewebe und erhöhen die Steifheit im Körper.

Was hilft:

- Achte auf lockere Knie im Stehen.
- Übe *Calf Press & Flex*, um die Unterschenkel zu mobilisieren.
- Kleine Kniebeugen oder Fußrollbewegungen tagsüber einbauen.

5. EINGESUNKENE FUßGEWÖLBE & FEHLSTELLUNGEN

Deine Füße sind die Basis deines Körpers – Instabilität hier wirkt sich auf die ganze Statik aus.

Was hilft:

- Starte jeden Tag mit *Foot Fascia Wake-Up*.
- Trainiere dein Fußgewölbe, indem du bewusst die Zehen spreizt und den Fußballen aktiv in den Boden drückst.
- Barfußgehen auf sicheren, unebenen Untergründen stärkt zusätzlich.

Die 5 Mikro-Bewegungen für deinen Alltag

Du brauchst kein komplettes Workout. Schon wenige gezielte Bewegungen, regelmäßig ausgeführt, reichen aus, um Haltung, Kreislauf und Energie zu stabilisieren.

1. SCHULTERBLATT-ZUSAMMENZIEHEN (HALTUNGS-RESET)

Aufrecht sitzen oder stehen.

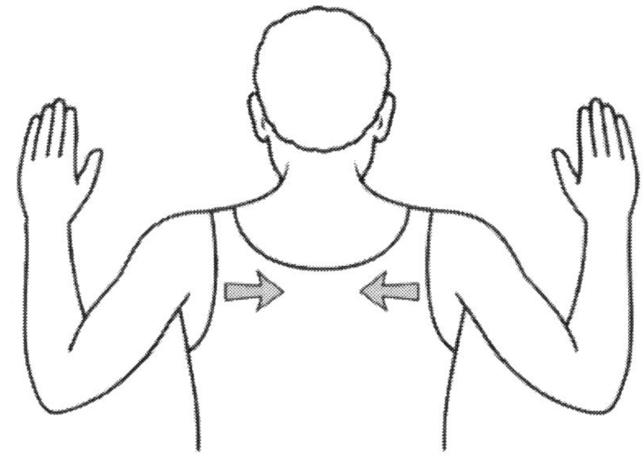

Schulterblätter langsam und bewusst zusammenziehen – 5 Sekunden halten.

Loslassen. 5 Wiederholungen.

Wirkung: Öffnet den Brustraum, korrigiert runde Schultern, aktiviert den oberen Rücken.

2. BECKEN-KIPPEN (ANTI-SITZ-RESET)

Im Sitzen oder Stehen: Becken langsam vor- und zurückkippen.

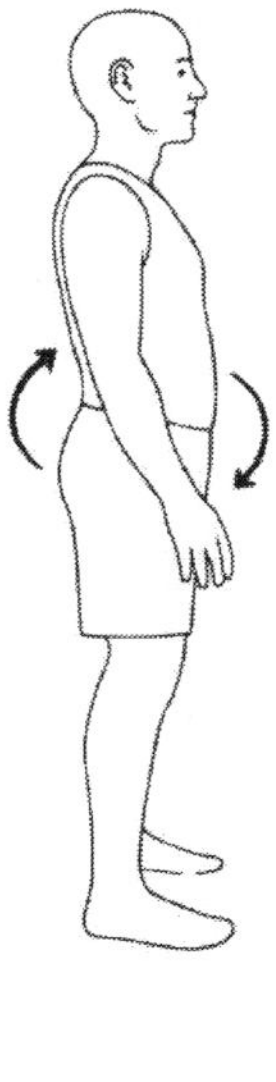

Die neutrale Mitte finden.

10 langsame Wiederholungen.

Wirkung: Mobilisiert die Lendenwirbelsäule, entlastet nach langem Sitzen.

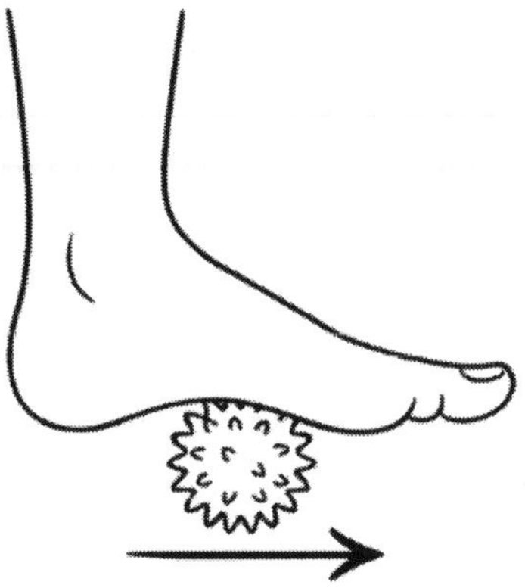

3. FUßROLLEN & ZEHENSPREIZEN (VERANKERUNG AM BODEN)

Barfuß stehen.

Füße über eine kleine Faszienrolle oder Ball abrollen.

Gewicht leicht nach vorne/hinten verlagern.

Zehenspreizen & anheben.

Wirkung: Fördert die Durchblutung, verbessert Haltung von unten nach oben.

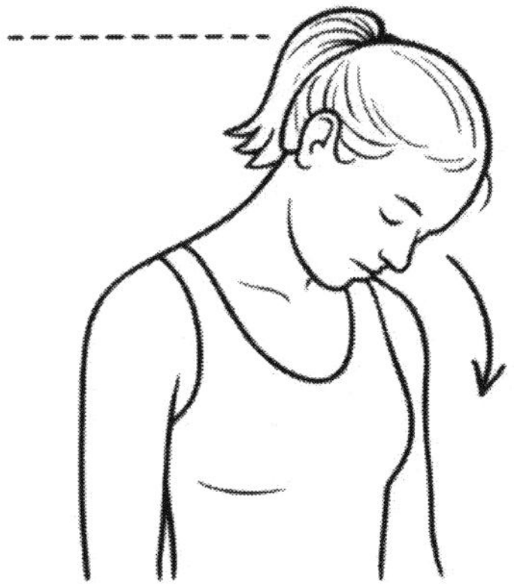

4. NACKENROLLE MIT ATEM

Tief einatmen.

Beim Ausatmen: Kinn zur Brust senken, dann Kopf sanft zur Seite rollen.

Keine Rückwärtsrolle. 2–3 Durchgänge.

Wirkung: Löst Spannung im oberen Nacken, beruhigt das Nervensystem.

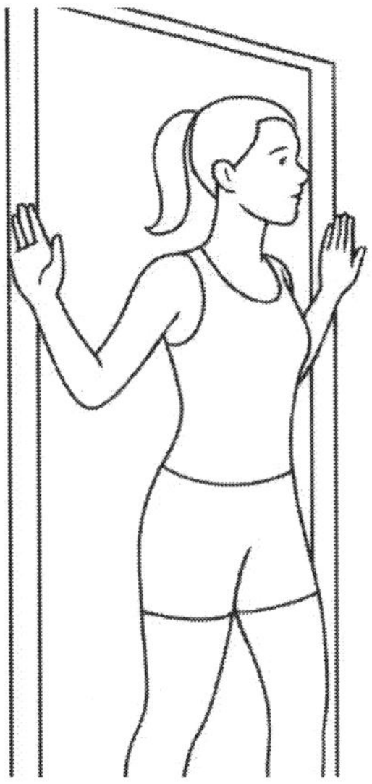

5. TÜRRAHMEN-STRETCH (BRUSTÖFFNER)

Im Türrahmen stehen. Arme im 90°-Winkel an den Seiten.

Langsam nach vorne lehnen. Brust öffnen.

Tief und ruhig atmen – 30 Sekunden halten.

Wirkung: Wirkt gegen Rundrücken, fördert tiefes Atmen, aktiviert den Vagusnerv.

Fazit: Mikro-Bewegungen sind wie Zähneputzen – klein, aber regelmäßig durchgeführt, verhindern sie langfristige Probleme.

3-MINUTEN-HALTUNGS-RESET – KURZ UND WIRKSAM

Ziel: Behebe ungünstige Sitzgewohnheiten, öffne deinen Brustraum, bring deine Wirbelsäule ins Gleichgewicht und aktiviere deine Körperwahrnehmung – alles in nur 180 Sekunden.

Diese kurze Routine kannst du 1–3 Mal täglich anwenden – besonders bei langer Bildschirmzeit oder während des Pendelns. Du brauchst keine Sportkleidung, kein Schwitzen – nur ein paar ruhige Minuten und ein bisschen Platz.

Alles, was du brauchst: eine Wand, ein Stuhl oder etwas Bewegungsfreiheit um dich herum.

MINUTE 1 – SCHULTERN & NACKEN IN BALANCE BRINGEN

Schulterblatt-Aktivierung – 5 Wiederholungen

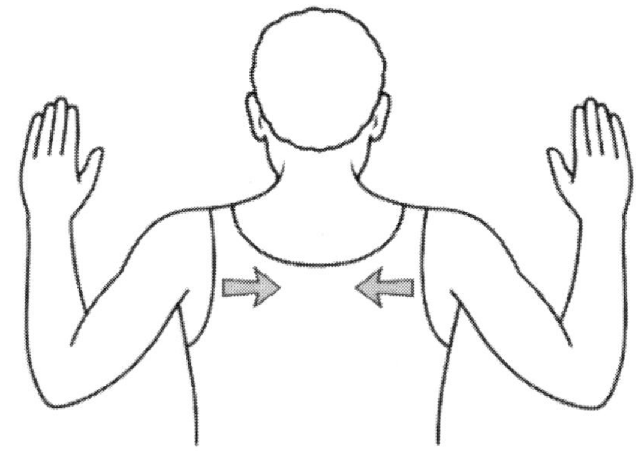

- Richte dich auf – im Sitzen oder Stehen.
- Zieh die Schulterblätter sanft zusammen, als würdest du eine Münze dazwischen einklemmen.
- Halte die Spannung 5 Sekunden lang.
- Lasse kontrolliert los. Wiederhole 5-mal.

Öffnet den Brustraum, aktiviert die Haltungsmuskulatur und beugt Rundrücken vor.

Nackenrollen mit Atmung – 3 Wiederholungen

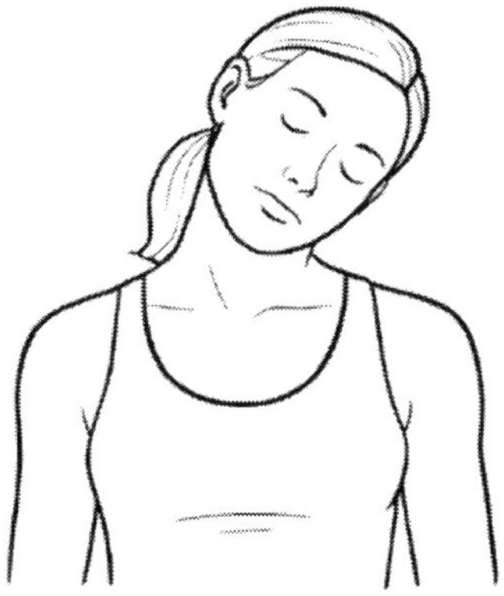

- Atme tief ein.
- Beim Ausatmen senke das Kinn zur Brust.
- Rolle den Kopf langsam von einer Seite zur anderen (kein kompletter Kreis nach hinten!).
- Bleibe in angespannten Bereichen kurz stehen und atme ruhig weiter.

Lindert Verspannungen im oberen Nacken und beruhigt das Nervensystem.

MINUTE 2 – BRUSTKORB & WIRBELSÄULE MOBILISIEREN

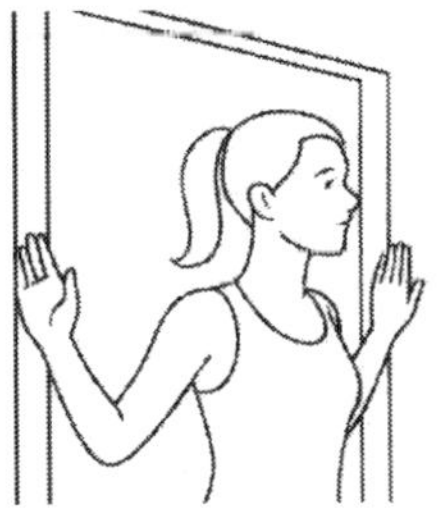

Türrahmen- oder Wanddehnung – 30 Sekunden

- Stell dich in einen Türrahmen, die Arme im rechten Winkel auf Schulterhöhe.
- Lehne dich langsam nach vorn, bis du eine Dehnung im Brustbereich spürst.
- Atme ruhig ein und aus. Lass Kiefer und Schultern locker.

Becken-Kippbewegung – 30 Sekunden im Sitzen oder Stehen

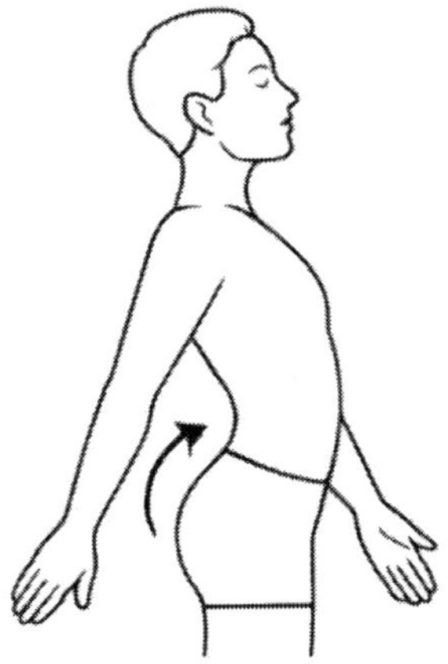

- Kippe dein Becken sanft nach vorn (leichter Hohlrücken), dann nach hinten (Steißbein einziehen).
- Wiederhole das Ganze 10–12-mal langsam.
- Finde dann die neutrale Mitte.

Entlastet den unteren Rücken und richtet die Wirbelsäule sanft neu aus.

MINUTE 3 – BODENKONTAKT & RESET

Fußfaszien-Aktivierung – 30 Sekunden pro Fuß

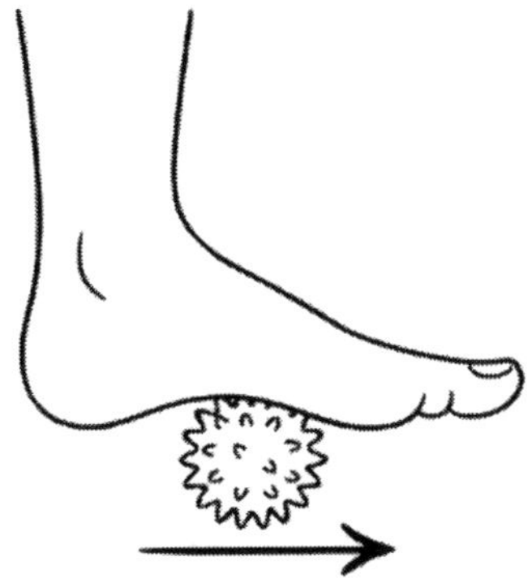

- Stehe barfuß oder in Socken.
- Rolle deine Fußsohle über einen Massageball oder verlagere das Gewicht langsam nach vorn und zurück.
- Achte bewusst auf den Kontakt zum Boden.
- Wechsle nach 30 Sekunden den Fuß.

→ Stärkt dein Körpergefühl von unten nach oben und verbessert das Gleichgewicht.

Mini-Haltungs-Check – 10 Sekunden

Stelle dir folgende Fragen:

- Ist mein Kopf über meinen Schultern?
- Liegen Brustkorb und Becken in einer Linie?
- Atme ich jetzt freier und tiefer?

Wann anwenden:

- Wenn du zusammengesackt am Schreibtisch sitzt
- Bei Steifheit oder innerer Unruhe
- Wenn dein Atem flach ist
- Wenn du dich von deinem Körper „abgekoppelt" fühlst

Optionaler Abschluss – Summender Atem (30 Sek.)

- Atme durch die Nase ein.
- Beim Ausatmen summe sanft ein „mmmm".
- Spüre die Vibration im Brustkorb und Gesicht – das beruhigt den Vagusnerv und rundet dein Reset ab.

Diese Mikro-Routine wirkt wie ein Haltungsgedächtnis-Training.

Je öfter du sie wiederholst, desto mehr wird dein Körper sich automatisch neu ausrichten – ganz ohne Anstrengung.

Setze dich, schlafe und gehe mit Köpfchen – nicht mit Anstrengung

Eine gute Haltung bedeutet nicht, ständig angespannt zu sein – sie beginnt mit achtsamer Bewegung.

Du musst deinen Körper nicht 24/7 in eine „perfekte“ Position zwingen. Viel wichtiger ist, dass du im Alltag bewusste Mikroanpassungen machst: beim Sitzen, beim Schlafen, beim Gehen. So kannst du Schmerzen und Verspannungen vorbeugen – ganz ohne zusätzlichen Aufwand.

CLEVER SITZEN – STATT VERKRAMPFEN

Falsches Sitzen staucht die Wirbelsäule, macht die Hüften unbeweglich und schaltet deine Rumpfmuskulatur ab. Das führt zu Rückenschmerzen, schlechter Durchblutung und Müdigkeit.

Hier ein smarter Sitz-Reset:

- **Hüfte höher als die Knie** – nimm ggf. ein Kissen zur Hilfe.
- **Füße flach auf dem Boden** – langes Beineüberschlagen vermeiden.
- **Auf den Sitzbeinhöckern sitzen, nicht auf dem Steißbein** – leicht vor- und zurückwippen, bis du die Balance findest.
- **Kopf über die Wirbelsäule stapeln** – das Kinn leicht zurücknehmen gegen den Tech-Nacken.
- **Bewegung einbauen** – kleine Schulter- oder Fußkreise alle 20–30 Minuten.- *Extra-Tipp*: Sitzposition regelmäßig wechseln – mal im Schneidersitz, mal kniend oder mit Stehpult.

BESSER SCHLAFEN – OHNE ALLES ZU ÄNDERN

Auch im Schlaf wirkt deine Haltung. Eine ungünstige Schlafposition kann Nackenverspannungen, Kieferdruck oder Rückenschmerzen verursachen.

So passt du dein Schlaf-Setup ganz einfach an:

- **Nackenstütze**: Der Kopf sollte in Linie mit der Wirbelsäule liegen – nicht nach vorn gedrückt.
- **Seitenschläfer**: Kissen zwischen die Knie legen für bessere Ausrichtung.
- **Rückenschläfer**: Kleines Kissen unter die Knie – entlastet den unteren Rücken.
- **Kiefer lockern**: Vor dem Einschlafen mit sanfter Massage und summender Atmung entspannen.
- **Bauchlage vermeiden**, wenn du zu Nacken- oder LWS-Problemen neigst.- *Dein Schlaf ist dein wichtigster Reset – nutze ihn bewusst.*

BEWUSST GEHEN – SELBST WENN'S NUR 5 MINUTEN SIND

Gehen wirkt wie Medizin – wenn du es achtsam machst.

Viele Menschen gehen, als würden sie durchs Leben hetzen. Dabei können ein paar einfache Veränderungen viel bewirken:

- **Sanft auftreten**: Vom Fersenansatz bis zum Abrollen über die Zehen.
- **Knie leicht gebeugt lassen**: Nicht wie ein Brett laufen.
- **Arme locker schwingen lassen**: Schultern loslassen, den Oberkörper mitschwingen lassen.
- **Wirbelsäule aufrichten**: Stell dir vor, ein Faden zieht dich am Scheitel nach oben.
- **Mit dem Atem gehen**: Drei Schritte einatmen, fünf Schritte ausatmen.- *5 Minuten achtsames Gehen – am besten barfuß auf Gras – können dein Nervensystem spürbar regulieren.*

Bewegung heilt – wenn sie achtsam, sanft und regelmäßig ist.

Sitzen, Schlafen, Gehen sind keine „Probleme“ – sondern Chancen zur Neu-Ausrichtung.

Jede Haltung kann ein Schritt in Richtung mehr Wohlbefinden sein.

SCHRITT 9 – Fortschritt erkennen und dokumentieren: Wie du echte Veränderungen sichtbar machst

Nur was du beobachtest, kannst du auch gezielt verbessern. Heilung verläuft selten geradlinig – oft sind es die kleinen, leisen Veränderungen, die den Unterschied machen. Deshalb ist es so wertvoll, deinen Weg bewusst zu begleiten.

Schmerz betrifft nicht nur den Körper – er wirkt sich auch emotional, energetisch und im Verhalten aus. Wenn du neugierig (nicht kritisch) beobachtest, kannst du nicht nur Symptome lindern, sondern ganze Muster verändern.

DEIN PERSÖNLICHES SCHMERZTAGEBUCH

Mit diesem einfachen Wochenplan kannst du festhalten, wann und wo Schmerzen auftreten, was du ausprobiert hast und was wirklich geholfen hat.

Tag	Schmerzregion	Intensität (0–10)	Auslöser	Entlastungstechnik	Notizen / Fortschritt
Montag	Nacken, Kiefer	6	Bildschirmzeit	Trap Pin + Summatmung	Danach fühlte ich mich leichter
Dienstag	unterer Rücken	5	langes Sitzen	QL-Press + Fußrolle	Stehen fiel leichter
Mittwoch	Spannungskopfschmerz	7	Stress	Subokzipitalgriff + OM	Nach Atemübung & Powernap weg

So nutzt du das Tool:

- Nimm dir am Abend 2–3 Minuten Zeit.
- Achte auf wiederkehrende Muster: Was löst Schmerzen aus? Was hilft wirklich?
- Freu dich auch über kleine Fortschritte – jede Verbesserung zählt!

Du kannst das Raster auch in deinem Notizbuch oder am Handy führen.

REFLEXIONSFRAGEN FÜR MEHR KÖRPERBEWUSSTSEIN

Schmerz ist ein Signal. Je besser du zuhörst, desto weniger muss dein Körper „schreien".

Diese Fragen helfen dir, nach einer Übung oder am Ende des Tages in Kontakt mit dir selbst zu treten:

KÖRPERWAHRNEHMUNG:

- Was spüre ich gerade am deutlichsten?
- Wenn meine Verspannung sprechen könnte – was würde sie sagen?
- Wo in meinem Körper fühle ich heute Leichtigkeit?
- Was hat mir heute sogar nur 1 % Linderung verschafft?

EMOTIONALE ACHTSAMKEIT:

- Welche Emotion sitzt heute in meinen Muskeln?
- Wogegen habe ich mich unbewusst „versteift"?
- Wann habe ich mich heute sicher, ruhig oder geerdet gefühlt?

VERTRAUEN AUF DEN KÖRPER:

- Welche Übung hat heute gut gewirkt?
- Welches Körpersignal habe ich schneller erkannt als früher?
- Was braucht mein Körper morgen von mir?

Es geht nicht um Perfektion – sondern um Beziehung. Dein Körper ist kein Problem, das es zu lösen gilt, sondern ein Partner, dem du zuhören darfst.

FORTSCHRITT ERKENNEN – AUCH WENN ER LEISE IST

Heilung kommt oft still. Nicht jede Verbesserung zeigt sich spektakulär – manchmal sind es kleine Signale:

- Der Atem fließt freier.
- Du bemerkst schlechte Haltung früher.
- Der Kopfschmerz bleibt aus.
- Der Kiefer bleibt locker.
- Der Schmerz vergeht schneller als sonst.

Das sind keine Kleinigkeiten – das ist echte Veränderung.

Typische Anzeichen für Fortschritt:

- Schmerzen treten seltener auf.
- Du erkennst Spannung früher.
- Deine Tools wirken schneller.
- Rückfälle verlaufen kürzer und milder.
- Du fühlst dich sicherer und ruhiger im Körper.
- Du triffst bessere Entscheidungen für dein Wohlbefinden.

Das ist nicht nur Schmerzlinderung. Das ist Resilienz. Halte sie fest. Vertraue ihr. Feiere sie.

VERÄNDERE DAS MUSTER – NICHT NUR DAS SYMPTOM

Schmerz ist mehr als ein Signal – es ist ein gelerntes Muster.

Dieses Buch will nicht nur helfen, Symptome zu bekämpfen, sondern dein Nervensystem neu zu programmieren.

Altes Muster:

Schmerz → Stress → Anspannung → Vermeidung → mehr Schmerz

Neues Muster:

Wahrnehmung → Reset → Ruhe → Bewegung → Selbstvertrauen

Jede Mini-Bewegung, jeder Atemzug, jede Selbstmassage sagt deinem Körper:

„Ich höre dich. Du bist sicher. Heilung ist möglich."

Diese Veränderung braucht keine Härte – sondern Wiederholung.

Keine Kontrolle – sondern Aufmerksamkeit.

Keine Disziplin – sondern Fürsorge.

Dein Körper lernt gerade eine neue Geschichte.

Und jedes Mal, wenn du...

- ...deine Tools anwendest
- ...deinen Zustand reflektierst
- ...zuhörst statt zu ignorieren
- ...resettest statt zu reagieren...

...trainierst du deinen Körper und dein Gehirn auf Heilung – und genau das passiert bereits.

Im nächsten Schritt erstellen wir deinen persönlichen Reset-Plan – dein individuelles Schmerzfrei-Protokoll, das sich mit dir weiterentwickelt.

SCHRITT 10 – Dein Schmerzfrei-Plan: Gestalte dein persönliches Programm

30-Tage-Reset-Plan zum Nachmachen

Fang einfach an. Bleib dran. Und beobachte, wie sich dein Körper verändert.

Dieser 30-Tage-Plan führt dich Tag für Tag durch sanfte, effektive und wissenschaftlich fundierte Übungen, die Faszien-Lockerung, Triggerpunktbehandlung, Vagusnerv-Aktivierung und Haltungsneuausrichtung kombinieren.

Es geht nicht darum, sich mehr anzustrengen – sondern klüger vorzugehen.

Du musst nicht alles machen – du musst nur regelmäßig etwas machen.

WOCHE 1: WIEDERVERBINDUNG

Fokus: Körperwahrnehmung & sanfte Entlastung

Willkommen in Woche 1 – deinem Fundament.

Hier geht es nicht darum, deinen Körper zu „reparieren". Es geht darum, ihn wieder zu spüren.

Du beginnst mit ein paar einfachen Übungen pro Tag, die dein Nervensystem aktivieren, verklebte Faszien lösen und die Kommunikation zwischen Körper und Geist verbessern.

Diese Woche ist dein Einstieg in mehr Achtsamkeit – mehr Raum im Atem, im Körper, im Bewusstsein.

DEINE TÄGLICHE ROUTINE

1. 5-Minuten-Tages-Reset

Starte jeden Tag (oder zur Mittagspause) mit dieser kurzen Bewegungsfolge:

- Hydrierende Rumpfdrehung – 1 Minute
- Trapezpunkt & Kopfneigung – 1 Minute
- Fußfaszien-Rollmassage – 1 Minute
- Handflächen-Rollmassage – 1 Minute

- Seitliche Atemdehnung – 1 Minute

Diese sanfte Abfolge aktiviert deine Faszien, richtet dich neu aus und bringt Energie in deinen Körper – fast mühelos.

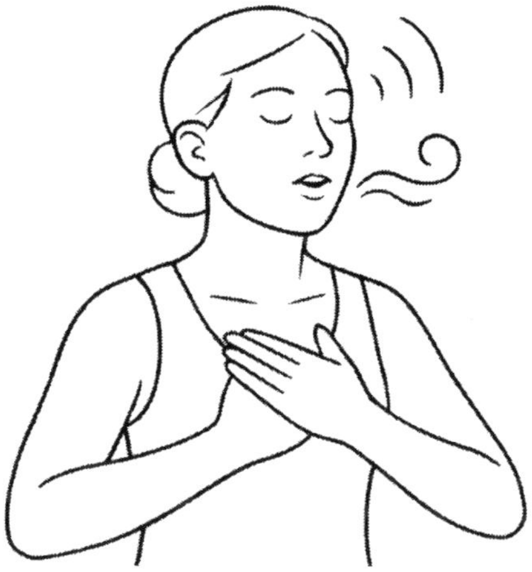

2. Zwerchfellatmung – 1x täglich (2–3 Minuten)

Deine Basisübung. Sie stimuliert den Vagusnerv, beruhigt den Puls und reguliert Emotionen und Schmerzempfinden.

So geht's:

• Atme durch die Nase tief in den Bauch ein
• Atme langsam durch den Mund aus und lass den Körper dabei los
• Wiederhole für 2–3 Minuten – am besten morgens, nach längerem Sitzen oder vor dem Einschlafen

3. Täglich 1 Triggerpunkt oder Faszienzone bearbeiten

Wähle jeden Tag einen Bereich mit Spannung oder Steifheit. Beispiele:

- Verspannter Nacken? → Subokzipital-Haltepunkt
- Zu lang gesessen? → QL-Punkt oder Gesäß-Rollmassage
- Kiefer verspannt? → Kieferdruckpunkt-Reset - Verwende die Illustrationen im Buch als Leitfaden. Schon 1–2 Minuten reichen aus.

2x pro Woche – Schmerz-Tagebuch & Journaling

Nimm dir zweimal pro Woche 5 Minuten Zeit für Reflexion:

- Welche Schmerzen oder Spannungen habe ich wahrgenommen?
- Was hat geholfen – auch wenn es nur wenig war?
- Wo im Körper fühle ich mich jetzt ruhiger als vorher?

Nutze die Vorlagen im Buch, um Muster zu erkennen und Fortschritte sichtbar zu machen.

Du dokumentierst nicht nur Schmerz – du trainierst deine Körperwahrnehmung.

Optional vor dem Schlafen: Fußfaszien-Rollmassage

Wenn du abends unruhig bist:

- Setz dich bequem hin oder steh barfuß
- Rolle die Fußsohle langsam über einen Massageball – 1–2 Minuten pro Seite
- Konzentriere dich besonders auf das Fußgewölbe
- Atme tief und ruhig dabei - Diese Übung beruhigt dein Nervensystem und verbessert die Schlafqualität.

Wochenreflexion – Ende Woche 1

Stelle dir folgende Fragen:

- Was habe ich in meinem Körper wahrgenommen, das ich sonst übersehe?

....

....

- Gab es einen kleinen Moment, der sich wie ein Durchbruch anfühlte?

....

....

- Welche Übung hat mir gefallen – und möchte ich nächste Woche weitermachen?

....

....

Du bist nicht zu spät – du bist gerade erst gestartet.

Woche 1 ist kein Test, sondern dein persönlicher Neustart.

Hör hin. Spür rein. Und gib deinem Körper den Raum, den er verdient – ganz ohne Bewertung.

WOCHE 2: RESET & REGULATION

Fokus: Aktivierung des Vagusnervs & Bewusstsein für die Faszien

Du hast begonnen, deinem Körper zuzuhören. Jetzt ist es Zeit, ihn bewusst zu regulieren.

In dieser Woche lenken wir die Aufmerksamkeit von der äußeren Wahrnehmung hin zur inneren Balance – genauer gesagt zum Tonus deines Nervensystems und zur Geschmeidigkeit deiner Faszien. Zwei entscheidende Faktoren, wenn es um Schmerzen, Anspannung oder emotionale Belastung geht.

Betrachte diese Woche als eine Gelegenheit zur Neuausrichtung: Lass los, wo du festhältst. Entspanne, wo du unter Strom stehst. Es geht nicht darum, etwas zu "reparieren", sondern mehr Ausgeglichenheit einzuladen.

WECHSLE ZWISCHEN 5- UND 10-MINUTEN-ROUTINEN

Jetzt, wo dein Körper die 5-Minuten-Reset-Routine kennt, kannst du sie mit längeren Einheiten abwechseln:

- **5-Minuten-Reset:** Ideal für morgens, kleine Pausen oder Durchhänger am Tag.
- **10-Minuten-Reset:** Für intensivere Entspannung – etwa abends, nach der Arbeit oder bei Stress.

Beispiel-Wochenplan:

Tag	Empfohlene Einheit
Montag	5-Minuten-Reset
Dienstag	10-Minuten-Reset
Mittwoch	5-Minuten + Fuß-Faszien-Rollmassage
Donnerstag	10-Minuten-Reset
Freitag	5-Minuten mittags + Abendroutine
Wochenende	Deine Lieblingsroutine wählen

Routinen wirken wie Trainingseinheiten für dein Nervensystem – je regelmäßiger, desto wirkungsvoller.

Täglich: Eine Vagusnerv-Technik auswählen

Der Vagusnerv ist dein natürlicher „Ausschalter" für Stress.

Wähle jeden Tag bewusst eine der folgenden Übungen:

- **Zwerchfellatmung (2–3 Minuten):** Atme langsam durch die Nase ein (z. B. 4 Sekunden), und länger durch den Mund aus (z. B. 6 Sekunden).
- **Summen oder Tönen (1–2 Minuten):** Lass beim Ausatmen einen weichen Ton entstehen („mmm" oder „ommm") und spüre die Vibration in Brust, Kiefer und Hals.
- **Kälteanwendung (30–60 Sekunden):** Wasche dein Gesicht mit kaltem Wasser oder lege ein kühles Tuch auf Nacken oder Brust.

Achte darauf, wie dein Körper reagiert – vielleicht mit Seufzern, Gähnen, Kribbeln oder innerer Ruhe.

Drei gezielte Selbstmassagen pro Woche (Hüfte, Kiefer, Rücken)

Wähle drei Körperbereiche, in denen sich unbemerkt Spannung ansammelt:

- **Hüfte:** z. B. TFL-Ball-Rollmassage, Glute-Roll oder Piriformis-Punkt
- **Kiefer / Nacken:** z. B. Kieferdruckpunkt & Subokzipital-Hold
- **Ober- oder unterer Rücken:** z. B. Brustwirbel-Extension mit Rolle oder QL-Ball-Punkt

Wenn du dir unsicher bist, hör in deinen Körper hinein – wo zieht es dich hin?

1–2x pro Woche: Abendroutine zur Entspannung

Beende deinen Tag mit einer sanften Einheit. Du kannst z. B. wählen zwischen:

- **Schlaf-Flow** (tiefer Reset vor dem Einschlafen)
- **5-Minuten-Abendroutine** (schneller Nervensystem-Reset)
- **Emotionale Entlastung** (für unruhige oder schwere Abende)

Ob du dieselbe Einheit wiederholst oder abwechselst, ist egal – entscheidend ist die Beständigkeit.

Journaling – ehrlich & unkompliziert

Schreibe diese Woche täglich (auch nur kurz) auf:

- Welche Vagus-Technik hat mir besonders gutgetan?
- Welcher Körperbereich hat sich gemeldet?
- Wie hat mein Nervensystem auf das Reset reagiert?

Ein Satz reicht. Selbst kleine Notizen machen Fortschritt sichtbar.

Wochenreflexion

Zum Ende von Woche 2 – frage dich:

- Wo in meinem Körper spüre ich mehr Weite, Weichheit oder Ruhe?

....

....

- Habe ich Anspannung diese Woche früher erkannt?

....

....

- Welche Vagus-Technik möchte ich nächste Woche weiter nutzen?

....

....

Regulierung bedeutet nicht, immer ruhig zu sein. Sondern schneller zur Balance zurückzufinden – mit weniger innerem Widerstand.

WOCHE 3: RESILIENZ STÄRKEN

Fokus: Bewegungsqualität + emotionale Selbstregulation

Du hast losgelassen. Du hast dein System neu gestartet.

Jetzt geht es darum, innere Stärke aufzubauen – also die Fähigkeit, schneller ins Gleichgewicht zurückzufinden, Anspannung früher zu lösen und langfristig stabiler zu bleiben.

Diese Woche steht im Zeichen von bewusster Bewegung und einem nervensystemfreundlichen Umgang mit deinem Körper.

Schmerz verliert an Macht, wenn sich dein Gehirn und dein Körper – selbst in Bewegung – sicher fühlen.

TÄGLICH: 10-MINUTEN-ROUTINE ODER GEZIELTE SCHMERZLÖSUNG

Statt einfach nur auf Erleichterung zu hoffen, richtest du deine Aufmerksamkeit jetzt gezielt auf das, was du wirklich brauchst.

Wähle jeden Tag eine Einheit:

- **10-Minuten-Reset:** Ideal bei allgemeiner Verspannung und zur Regulation (siehe Schritt 5).

Gezielte Schmerz-Flow:

- Wähle Übungen zu typischen Beschwerdebildern wie:
    - Ischiasbeschwerden
    - Verspannung in Nacken/Kiefer
    - Schlafregeneration
    - Knieschmerzen
    - Spannungskopfschmerzen
    - Emotionale Überforderung

Passe deine Übungseinheit an dein aktuelles Bedürfnis an – höre hin, statt zu grübeln.

2x täglich: Mikrobewegungen für mehr Bewegungsfreiheit

Das sind kleine, aber effektive "Check-ins" für dein Nervensystem.

Sie dauern weniger als eine Minute und helfen, Haltung zu korrigieren, Faszien zu mobilisieren und den Kreislauf zu aktivieren.

Empfohlen 2-mal täglich (oder öfter):

- **Nackenrollen** – langsam, achtsam und mit Atem geführt
- **Schulterblattpressen** – 5 langsame Wiederholungen mit je 5 Sekunden Halten
- **Beckenwippen** – im Sitzen oder Stehen, 10 sanfte Kippbewegungen

Tipp: Kombiniere das Ganze mit tiefem Nasenatem – für einen 60-Sekunden-Reset.

3x diese Woche: Selbstmassage in wechselnden Körperzonen

Führe weiterhin gezielte Selbstmassage und Triggerpunktarbeit durch – aber wechsle die Regionen.

Deine Faszien und dein Nervensystem reagieren besonders positiv auf Vielfalt.

Beispiel-Plan:

- **Tag 1:** Piriformis + Gesäß
- **Tag 3:** Kiefer + Nacken
- **Tag 5:** mittlerer Rücken oder Quadratus Lumborum (QL)

Achte dabei nicht nur auf Schmerzlinderung – beobachte auch Haltung und emotionale Reaktionen.

2x diese Woche: Reflexion über Spannung & Auslöser

Verbinde in dieser Woche emotionale Auslöser mit körperlicher Wahrnehmung.

Nutze diese Fragen ein- bis zweimal:

- Wo habe ich heute zuerst Anspannung gespürt?
- Was könnte (emotional oder mental) der Auslöser gewesen sein?
- Was hat mir geholfen, loszulassen oder weicher zu werden?
- Habe ich diesmal anders reagiert als sonst?

Du wirst nicht nur aufmerksamer – du entwickelst emotionale Flexibilität.

Optional: Summen-Atem beim Gehen

Hier kombinierst du Bewegung, Atem, Vibration und Vagus-Stimulation.

Ideal für einen kurzen Spaziergang:

So funktioniert's:

- Atme durch die Nase ein
- Atme summend aus – z. B. mit einem sanften „mmm“ oder „OM“
- Spüre die Vibration in Hals, Brust oder Kopf
- Gehe langsam und achtsam dabei

Ideal bei innerer Unruhe – oder wenn du dich sanft wieder regulieren möchtest.

Wochenreflexion

- Welche Bewegung fiel mir besonders leicht? Was fühlt sich noch steif an?

....

....

- Habe ich diese Woche gespürt, wie Emotionen im Körper auftauchten?

....

....

- Wie habe ich reagiert, als ich getriggert wurde – innerlich oder äußerlich?

....

....

- Welche Bewegung brachte mir am meisten Ruhe?

....

....

Resilienz bedeutet nicht, immer ruhig zu bleiben – sondern schneller, sanfter und bewusster zur Balance zurückzufinden.

Du baust genau das auf. Schritt für Schritt.

Jetzt beginnt die echte Veränderung: Du erkennst Anspannung früher – und kannst sie schneller lösen.

WOCHE 4 – PERSONALISIEREN & WEITERENTWICKELN

Schwerpunkt: Langfristige Integration + Selbstvertrauen

Willkommen in der vierten Woche deines 30-Tage-Resets – aber in Wahrheit ist das erst der Anfang.

Jetzt geht es darum, alles, was du gelernt hast, in deine eigene Sprache der Heilung zu übersetzen. Du verfeinerst deine Routine, hörst genauer hin, was dir guttut, und stärkst dein Vertrauen in die Fähigkeit deines Körpers, sich zu regulieren, loszulassen und zu regenerieren.

Du musst keine fremden Abläufe mehr kopieren. Ab jetzt gestaltest du dein eigenes Programm.

Das ist Integration.

Das ist echte Freiheit.

AN 4–5 TAGEN: 15-MINUTEN-RESET ODER ABENDROUTINE

Jetzt ist der richtige Zeitpunkt, um noch tiefer zu gehen.

Wähle eine der folgenden Sequenzen und integriere sie an 4 bis 5 Tagen dieser Woche:

- **15-Minuten-Tiefenreset** (siehe Schritt 5)

Eine Abendroutine deiner Wahl, z. B.:

- Für besseren Schlaf
- Zum Stressabbau
- Für emotionale Entlastung
- Zum mentalen Abschalten

Wende sie abends an – vor allem, wenn dein Kopf voll ist, dein Körper sich eng anfühlt oder du einfach erschöpft bist. Diese Flows helfen dir, wieder sanft bei dir zu landen.

2× täglich: Mini-Vagus-Reset + Atem (auch 1 Minute zählt)

Kurz, effektiv, überall machbar. Wähle zweimal täglich eine dieser Techniken:

- Zwerchfellatmung (3–4 bewusste Atemzüge)

- Summen mit geschlossenen Augen (30 Sekunden)
- Kaltes Wasser oder ein kühles Tuch im Nacken
- Bewusste Seufzer + Körperscan
- Atemrhythmus: Einatmen 4 – Ausatmen 6

Das ist keine Pflichtübung – sondern ein kurzer „Beruhigungsknopf" für dein Nervensystem. Nutze ihn flexibel im Alltag.

2–3×: Wiederhole einen Flow gezielt für deine Beschwerden

Suche dir eine Sequenz aus, die dir wirklich gutgetan hat – körperlich, emotional oder mental. Zum Beispiel:

- Flow bei Ischiasschmerzen
- Reset für Nacken & Schultern
- Kopfschmerz-Linderung
- Emotionaler Spannungsabbau
- Knie-Entlastung

Wiederhole denselben Flow 2–3 Mal in dieser Woche.

Mit jeder Wiederholung verstärkst du die Körpererinnerung – dein System speichert sichere Muster ab.

Erstelle deine eigene 10-Minuten-Routine

Du hast viele Tools kennengelernt – jetzt kombinierst du deine Favoriten zu einem persönlichen Ablauf. Wähle:

- **2 Selbstmassage- oder Faszien-Techniken** (z. B. Glute Roll, Suboccipital Hold)
- **1 Haltungsübung oder Mikrobewegung**
- **1 Reset für den Vagusnerv**
- **1 Atemtechnik zum Abschluss**

Notiere dir die Abfolge, gib ihr einen Namen und wiederhole sie täglich.

Das ist dein ganz persönliches Rezept zur Schmerzlinderung.

Kein Standardprogramm – sondern genau deins.

1x diese Woche: Stille-Session mit Beinen an der Wand + Atem in Ruhe

Schenke dir selbst diesen Moment:

10–15 Minuten völlige Ruhe – für Körper, Geist und Nervensystem.

So funktioniert's:

- Lege dich auf den Rücken und stütze die Beine an einer Wand oder auf dem Sofa ab
- Schließe die Augen
- Eine Hand auf dein Herz, eine auf den Bauch
- Atme ruhig – ohne Musik, ohne Anleitung. Nur du, dein Atem und die Stille

Diese Übung signalisiert deinem gesamten Nervensystem: *„Du bist in Sicherheit."*

Abschließende Reflexion: Was funktioniert? Was wird zur Gewohnheit?

Stelle dir folgende Fragen:

- Welche Übung geht mir inzwischen ganz natürlich von der Hand?

....

....

- Was wende ich als Erstes an, wenn ich Spannung spüre?

....

....

- Wo nehme ich die größte Veränderung wahr – im Körper oder im Geist?

....

....

- Welches Schmerz-Muster hat nachgelassen? Welches Gefühl von Vertrauen in mich selbst ist gewachsen?

....

....

Du hast nicht einfach nur Übungen gemacht – du hast eine Beziehung zu deinem Körper aufgebaut. Du hast nicht nur Schmerzen gelöst – du hast Selbstbestimmung zurückgewonnen.

Das ist dein neuer Ausgangspunkt. Von hier aus kannst du dich weiter entfalten.

Nach 30 Tagen hast du:

- Eine persönliche Routine, die zu deinem Körper passt
- Werkzeuge, denen du vertraust – ohne langes Nachdenken
- Ein stabileres Nervensystem
- Weniger Schmerzen, eine aufrechtere Haltung und mehr Widerstandskraft

Dein Wochenplan – Gestalte deine eigene Routine

Ziel: Entwickle einen individuellen Wochenplan, der genau auf deine aktuellen Bedürfnisse abgestimmt ist.

Du kannst Routinen, Atemübungen, Vagus-Techniken und Selbstmassage kombinieren.

Tipp: Halte es einfach. Weniger ist oft mehr. Regelmäßigkeit zählt mehr als Perfektion.

Wochenübersicht

TAG	RESET-ROUTINE (5, 10, 15 MIN)	VAGUS-TECHNIK	FOKUSBEREICH SELBSTMASSAGE	NOTIZEN & BEOBACHTUNGEN
MONTAG				
DIENSTAG				
MITTWOCH				
DONNERSTAG				
FREITAG				
SAMSTAG				
SONNTAG				

Wöchentliche Reflexionsfragen

Nutze diese Fragen, um deine Woche zu reflektieren und die nächste zu planen:

- Was hat sich diese Woche in meinem Körper am besten angefühlt?
- Welche Übungen oder Techniken haben mir am schnellsten geholfen?
- Habe ich neue Spannungsmuster oder Auslöser bemerkt?
- Worauf möchte ich mich in der nächsten Woche mehr konzentrieren?

Meine Toolbox – Lieblingsübungen auf einen Blick

(Optional – einmal ausfüllen und immer wieder verwenden)

Lieblings-Reset-Routinen:

- ☐
- ☐
- ☐

Effektivste Vagus-Techniken:

- ☐
- ☐
- ☐

Top 3 Selbstmassage-Techniken:

- ☐
- ☐
- ☐

Notfall-Werkzeuge für akuten Stress/Überforderung:

- ☐
- ☐
- ☐

Diese Seite gehört dir. Nutze sie, wie es für dich passt.

Markiere, schreibe, streiche durch – was zählt, ist, dass du dich wieder mit deinem Körper verbindest.

Dein Körper ist dein bester Ratgeber – und dies ist dein persönlicher Plan zur Selbstheilung.

Abschluss – Das ist nicht das Ende

Du hast es geschafft. Du bist durchgehalten – durch das Üben, das Spüren, den Widerstand und die Stille.

Aber vor allem: **Du bist für deinen Körper da gewesen.**

Und das verändert alles.

Vielleicht ist dein Schmerz nicht ganz verschwunden. Vielleicht ist deine Haltung noch nicht perfekt.

Aber du hast etwas Größeres angestoßen:

- Du hast dein Nervensystem neu ausgerichtet
- Du hast dich mit deiner Faszie verbunden
- Du hast dir selbst zugehört – als der wahre Experte für deinen eigenen Körper

Das ist der eigentliche Erfolg.

Dieses Buch war nie dafür gedacht, dich zu „reparieren“.

Es sollte dir Werkzeuge an die Hand geben: zum Spüren, Reagieren und Anpassen.

Damit du lernst, was deine Muskeln dir sagen wollen.

Damit du aufhörst, gegen deinen Schmerz zu kämpfen – und anfängst, mit deinem Körper zu arbeiten.

Ab jetzt gilt: Halte es einfach.

- Regulieren – bevor du zusammenbrichst
- Loslassen – bevor du überreagierst
- Ausruhen – bevor du ausbrennst
- Reflektieren – bevor du ignorierst
- Atmen – bevor du dich verspannst

Jetzt hast du:

- Einen Plan
- Einen Werkzeugkasten
- Mehr Körperbewusstsein
- Ein beruhigtes Nervensystem
- Eine neue Beziehung zu deinem Körper – geprägt von Neugier statt Angst

Und was kommt jetzt?

Du entscheidest.

Erstelle deine eigenen Routinen. Probiere neue Abläufe aus. Gestalte deine persönlichen Reset-Rituale.
Du bist nicht mehr festgefahren – du bist vorbereitet.

Mach weiter – nicht um ein perfektes Ergebnis zu erzielen,

sondern um die stille Kraft von Regelmäßigkeit, Atmung und Aufmerksamkeit zu leben.

Denn **jeder kleine Reset ist ein Wendepunkt**. Und du hast bereits begonnen.

Bleib dran. Du bist auf dem richtigen Weg.

Danke, dass du da warst

Liebe Leserin, lieber Leser,

du hast einen ganzheitlichen Reset abgeschlossen – praktisch, wirkungsvoll und persönlich.

Es ging nie darum, perfekt zu sein.

Sondern darum, dir selbst zuzuhören, Vertrauen aufzubauen und dich in deinem Körper frei zu fühlen.

Und jetzt?

Jetzt beginnt die nächste Ebene.

BONUS RESET TOOLKIT – Nur für Dich

Scanne den QR-Code unten, um exklusiven Zugang zu deinem Bonusmaterial zu erhalten – speziell entwickelt, um dieses Buch zu ergänzen und dich langfristig auf deinem Heilungsweg zu begleiten.

DAS ENTHÄLT DEINE BONUS-PDF-BIBLIOTHEK:

- **EMDR & Somatischer Reset – Mini-Guide**

Sanfte, traumasensible Techniken zur Regulation und Lösung von Spannungen.

- **CranioSacrale Therapie – Kompakter Einstieg**

Lerne, wie du dein Nervensystem tief entspannen und Blockaden lösen kannst.

- **Lymphdrainage – Anleitung zur Selbstbehandlung**

Entgiften, Entzündungen lindern und die Regeneration fördern.

- **MBSR (Achtsamkeitsbasierte Stressreduktion) – Kernübungen**

Wissenschaftlich fundierte Methoden zur Stressbewältigung und Resilienz.

- **Vagusnerv-Arbeitsbuch – Kompletter Aktivierungsplan**

Tägliche Übungen zur Stärkung des Vagusnervs und Förderung innerer Ruhe.

- **Unterstützung bei peripherer Neuropathie – Praktischer Leitfaden**

Sanfte Methoden zur Unterstützung der Nervenfunktion bei Brennen, Kribbeln oder Taubheitsgefühlen.

- **Depression & Schmerz – Was wirklich hilft**

Körperorientierte Strategien zur Unterbrechung des Schmerz-Erschöpfungs-Zyklus und Wiedergewinnung von Energie.

- **Heilung in deinen Händen – Akupressur- & Reflexzonenroutinen**

Kein Blabla. Keine übertriebenen Versprechen. Nur wirkungsvolle, körperzentrierte Werkzeuge, die dir helfen, einfach und flexibel in deinem Tempo zu heilen.

Egal ob dein Schmerz laut oder leise war, ständig oder plötzlich auftauchte:

Mit diesem Buch hast du begonnen, Muster zu verändern.

Diese Werkzeuge helfen dir, **dran zu bleiben**.

Du fängst nicht von vorn an – du gehst weiter.

Und du bist nicht allein: Du hast jetzt ein System, das dich unterstützt.

Mit aufrichtigem Dank,

Izumi Sato

Printed in Poland
by Amazon Fulfillment
Poland Sp. z o.o., Wrocław

54447957R00096